思想觀念的帶動者

文化現象的觀察者

本土經驗的整理者

生命故事的關懷者

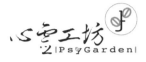

MentalHealth

黑暗來襲，風暴狂飆，讓生命承載著脆弱與艱辛
猶如汪洋洋中一塊浮木，飄向無盡混沌迷霧
勇敢接受生命中的不完美，視為珍寶禮物
懷著信心、希望與愛，重燃生命，點亮靈魂！

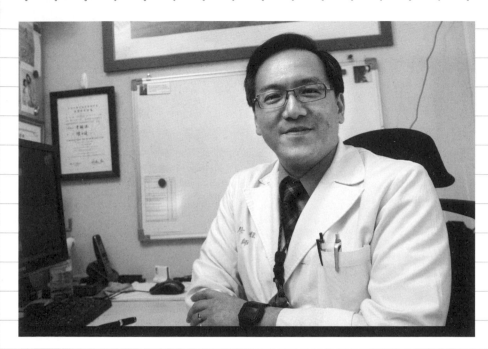

著———廖士程

珍愛生命，
希望無限

讓我們一同走過憂鬱的低谷

臺大醫師到我家
MentalHealth (013)
精神健康系列

當生命走到低潮，當親友面臨絕望，
透過溫暖陪伴，一問二應三轉介，
讓人生重拾希望！

【總序】

視病如親的具體實踐

高淑芬

　　我於2009年8月，承接胡海國教授留下的重責大任，擔任臺大醫學院精神科、醫院精神醫學部主任，當時我期許自己每年和本部同仁共同完成一件事，而過去四年已完成兩次國際醫院評鑑（JCI），國內新制醫院評鑑，整理歷屆主任、教授、主治醫師、住院醫師、代訓醫師於會議室的科友牆，近兩年來另一件重要計畫是策劃由本部所有的主治醫師親自以個人的臨床經驗、專業知識，針對特定精神科疾病或主題，撰寫供大眾閱讀的精神健康保健叢書，歷經策劃兩年，逐步付梓，從2013年8月底開始陸續出書，預計2016年初，陸續完成全系列十七本書。

　　雖然國內並無最近的精神疾病盛行率資料，但是由世界各國精神疾病的盛行率（約10～50%）看來，目前各

種精神疾病的盛行率相當高，也反映出維持精神健康的醫療需求量和目前所能提供的資源是有落差。隨著全球經濟不景氣，臺灣遭受內外主客觀環境的壓力，不僅個人身心狀況變差、與人互動不良，對事情的解讀較為負面，即使沒有嚴重到發展為精神疾病，但其思考、情緒、行為的問題，可能已達到需要尋求心理諮商的程度。因此，在忙碌競爭的現代生活，以及有限的資源之下，這一系列由臨床經驗豐富的精神科醫師主筆的專書，就像在診間、心理諮商或治療時，可以提供國人正確的知識及自助助人的技巧，以減少在徬徨無助的時候，漫無目的地瀏覽網頁、尋求偏方，徒增困擾，並可因個人問題不同，而選擇不同主題的書籍。

　　即使是規律接受治療的病人或家屬，受到看診的時間、場合限制，或是無法記得診療內容，當感到無助灰心時，這一【臺大醫師到我家・精神健康系列】叢書，就像聽到自己的醫師親自告訴你為什麼你會有困擾、你該怎麼辦？透過淺顯易懂的文字，轉化成字字句句關心叮嚀的話語，陪伴你度過害怕不安的時候，這一系列易讀好看的叢書，不僅可以解除你的困惑，更如同醫師隨時隨地溫馨的叮嚀與陪伴。

此系列叢書最大的特色是國內第一次全部由臺大主治醫師主筆，不同於坊間常見的翻譯書籍，不僅涵蓋主要的精神疾病，包括自閉症、注意力不足過動症、早期的精神分裂症、焦慮症、失智症、社交焦慮症，也討論現代社會關心的主題，例如網路成癮、失眠、自殺、飲食、兒童的情緒問題，最後更包括一些新穎的主題，例如親子關係、司法鑑定、壓力處理、精神醫學與遺傳基因。本系列叢書也突顯臺大醫療團隊的共同價值觀——以病人為中心的醫療，和團隊合作精神——只要我們覺得該做的，必會團結合作共同達成；每位醫師對各種精神疾病均有豐富的臨床經驗，在決定撰寫主題時，大家也迅速地達成共識、一拍即合，立即分頭進行，無不希望盡快完成。由於是系列叢書，所以封面、形式和書寫風格也需同步調整修飾，大家的默契極優，竟然可以在忙於繁重的臨床、教學、研究及國際醫院評鑑之時，順利地完成一本本的書，實在令人難以想像，我們都做到了。

　　完成這一系列叢書，不僅要為十七位作者喝采，我更要代表臺大醫院精神部，感謝心靈工坊的總編輯王桂花女士及其強大的編輯團隊、王浩威及陳錫中醫師辛苦地執行編輯和策劃，沒有他們的耐心、專業、優質的溝通技巧及

時間管理，這一系列叢書應該是很難如期付梓。

人生在世，不如意十之八九，遇到壓力、挫折是常態，身心健康的「心」常遭到忽略，而得不到足夠的了解和適當的照顧。唯有精神健康、心智成熟才能享受快樂的人生，臺大精神科關心病人，更希望以嚴謹專業的態度診療病人。此系列書籍正是為了提供大眾更普及的精神健康照護而產生的！協助社會大眾的自我了解、回答困惑、增加挫折忍受度及問題解決能力，不論是關心自己、孩子、學生、朋友、父母或配偶的身心健康，或是對於專業人士，這絕對是你不可或缺、自助助人、淺顯易懂、最生活化的身心保健叢書。

【主編序】

本土專業書籍的新里程

王浩威、陳錫中

　　現代人面對著許多心身壓力的困擾，從兒童、青少年、上班族到退休人士，不同生命階段的各種心身疾患和心理問題不斷升高。雖然，在尋求協助的過程，精神醫學的專業已日漸受到重視，而網路和傳統媒體也十分發達，但相關知識還是十分片斷甚至不盡符實，絕大多數人在就醫之前經常多走了許多冤枉路。市面上偶爾有少數的心理健康書籍，但又以翻譯居多，即使提供非常完整的資訊，卻也往往忽略國情和本土文化的特性和需求，讀友一書在手，可能難以派上實際用途。

　　過去，在八〇年代，衛生署和其他相關的政府單位，基於衛生教育的立場，也曾陸續編了不少小冊式的宣傳品。然而，一來小冊式的內容，不足以滿足現代人的需

要：二來，這些政府印刷品本身只能透過分送，一旦分送
完畢也就不容易獲得，效果也就十分短暫了。

於是整合本土醫師的豐富經驗，將其轉化成實用易懂
的叢書內容，成為一群人的理想。這樣陳義甚高的理想，
幸虧有了高淑芬教授的高瞻遠矚，在她的帶領與指揮下，
讓這一件「對」的事，有了「對」的成果：【臺大醫師到
我家‧精神健康系列】。

臺大醫院精神醫學部臥虎藏龍，每位醫師各有特色，
但在基本的態度上，如何秉持人本的精神來實踐臨床的工
作是十分一致的。醫師們平時為患者所做的民眾衛教或是
回應診間、床邊患者或家屬提問問題時的口吻與內容，恰
好就是本書系所需要的內涵：盡可能的輕鬆、幽默、易
懂、溫暖，以患者與家屬的角度切入問題。

很多人都是生了病，才會積極尋求相關資訊；而在
尋尋覓覓的過程中，又往往聽信權威，把生病時期的主權
交託給大醫院、名醫師。如果你也是這樣的求醫模式，這
套書是專為你設計：十七種主題，案例豐富，求診過程翔
實，醫學知識完整不艱澀，仿如醫師走出診間，為你詳細
解說症狀、分享療癒之道。

編著科普類的大眾叢書，對於身處醫學中心的醫師們

而言，所付出的心力與時間其實是不亞於鑽研於實驗室或科學論文，而且出書過程比預期的更耗工又費時，但為了推廣現代人不可不知的心身保健的衛教資訊，這努力是值得的。我們相信這套書將促進社會整體對心身健康的完整了解，也將為關心精神健康或正為精神疾患所苦的人們帶來莫大助益。

這樣的工作之所以困難，不只是對這些臺大醫師是新的挑戰，對華文的出版世界也是全新的經驗。專業人員和書寫工作者，這兩者角色如何適當地結合，在英文世界是行之有年的傳統，但在華文世界一直是闕如的，也因此在專業書籍上，包括各種的科普讀物，華人世界的市面上可以看到的，可以說九成以上都是仰賴翻譯的。對這樣書寫的專門知識的累積，讓中文專業書籍的出版愈來愈成熟也愈容易，也許也是這一套書間接的貢獻吧！

這一切的工程，從初期預估的九個月，到最後是三年才完成，可以看出其中的困難。然而，這個不容易的挑戰之所以能夠完成，是承蒙許多人的幫忙：臺大醫院健康教育中心在系列演講上的支持，以及廖碧媚護理師熱心地協助系列演講的籌劃與進行；也感謝心靈工坊莊慧秋等人所召集的專業團隊，每個人不計較不成比例的報酬，願意投

入這挑戰；特別要感謝不願具名的黃先生和林小姐，沒有他們對心理衛生大眾教育的認同及大力支持，也就沒有這套書的完成。

這是一個不容易的開端，卻是讓人興奮的起跑點，相信未來會有更多更成熟的成果，讓醫病兩端都更加獲益。

【自序】

讓彼此關心的靈魂，
不再互相折磨

廖士程

　　在精神科的臨床工作中，病患及周遭親友的衛教是非常重要的。衛教這件事看似照本宣科，或是如師長般的諄諄教誨，但在吸收正確知識之前，情緒的支持更加重要。對所有的精神疾患是如此，對憂鬱症的照護更是如此。

　　如果有機會與曾罹患憂鬱症的朋友聊一聊，他們常會說：憂鬱症纏身的時候，會從負面角度去看事情，以致聽不進旁人善意的鼓勵，甚至對自己聽不進旁人善意的鼓勵，而更加自責與憤怒。

　　如果有機會與陪伴憂鬱症個案的親友聊一聊，他們常會說：憂鬱情緒的深淵似乎無窮無盡，而個案的情緒也往往具有感染力。親友、醫師常勸告個案想開一點，但個案的悲觀情緒仍堅定不移，有時我們甚至會對病患生起氣

來，但隨後又對自己的行為感到罪惡與自責。

總有個辦法，讓彼此關心的靈魂，不再互相折磨，畢竟我們偶爾還是相信善有善報。

這本書就是從這裡開始的，希望透過知識的傳遞，轉譯病患及家屬的經驗，希望能稍微減少大家的痛苦與疑慮。

另一個動機是跟健保有關，臺灣的健保制度舉世聞名，它提供了西方國家難以想像的可近性與低廉價格，但也犧牲了許多。政策執行者總希望利用較少成本，達到最大效益，並且用工作倫理及專業倫理的無限上綱，擠壓出原本自以為是的菁英族群他們即將枯竭的一絲血汗。

臺灣的健保制度立意良善，是穩定社會的力量，醫事人員本身及家屬也蒙受其利。然而，更期待各級主管單位的長官們以蒼生為念；醫界的意見領袖們避免被離間分化，醫療服務使用者與提供者們能共同理性地促進健保服務的進化。

醫療照護的系統性問題從來就沒有簡單的答案，越是難行之路，大家越要精誠團結，期望大家如大陸長江三峽沿岸的縴夫，一步一腳印，流血流汗協助沉重的商旅能行過萬重山，最終也能欣賞到沿岸壯麗的風景。

本書最重要的目的之一，就是在憂鬱症防治的這個向度上，略盡棉薄之力，藉由一本衛教書籍的出版，把大家常見的疑惑，以及就醫時沒有辦法問個清楚的問題，盡量澄清；期望能稍稍填補醫療服務使用者未被滿足的需求，補綴醫療服務提供者在互動間未能盡善盡美的遺憾。

　　這本書的誕生，首先要感謝慧秋與心靈工坊的夥伴們，沒有他們的努力，這本書會非常生硬難以消化。特別要感謝恩師李明濱教授，除了創立臺灣憂鬱症防治協會，成功領導全國自殺防治中心外，他身教言教，無上的人文關懷與超凡的臨床敏感度，為學生們樹立典範。更要感謝臺灣大學公衛學院陳為堅院長，因為他高度的容忍與無私的教導，讓我領略頂尖科學研究者應有的修為，也促使我能從更宏觀的公共衛生角度，檢視每一天的醫療行為。感謝老朋友浩威，與他合作就像十八年前與他一同去波羅的海沿岸旅行一般，他總是不顧一切往前衝，落後的我氣喘吁吁，疲勞之後，才知因有如此疾行，沿途風光不致錯失。要感謝我的好同事錫中，他是我見過執行力最好且頭腦最清楚的人之一，他不做醫生的話，應該是跨國企業的CEO或十大傑出青年，沒有他的運籌帷幄，這本書無法出版。最後要感謝上述人士共同的好朋友，已經過世的李宇

宙醫師，在這本書當中若有一點點詩意的小嘗試，都是我
東施效顰的鐵證。

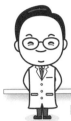

目　錄

【前言】

你快樂嗎？

　　無論國內外，我們不時聽聞，知名成功人士憂鬱症纏身，或是在英年走上自殺絕路。

　　媒體報導中常會形容這位太早就離我們而去的朋友，是個認真盡責，自我要求甚高的人，經常主動把責任往身上攬，雖然同時受憂鬱症之苦，卻在職場上隱瞞得很好，意外發生前，同事們幾乎看不出任何異狀。「他在工作、家庭與私人財務方面，都很優秀，沒有任何問題，根本是人生勝利組呀！」公司同仁紛紛慨嘆。

　　這些新聞再度引起了企業界對於「精神健康」的關注。高科技業或金融財團的經理人，在外界眼中光鮮亮麗，但其實卻是屬於高壓力族群，罹患憂鬱症的比例也很驚人。

不只是企業界，國內外演藝圈也曾傳出不幸消息，例如某知名藝人罹患憂鬱症，或是某知名藝人不幸輕生身亡等新聞。

演藝圈是影視娛樂產業，在螢光幕前，人人談笑風生，看似名利雙收，但如果憂鬱症來襲，卻只能「把歡笑給予別人，把悲傷留給自己」，在無人知曉的鎂光燈背後，努力忍受著難言的痛苦，甚至失去活下去的動力。箇中滋味，沒有經歷過的人實在難以體會。

當然，在工商業社會中，各行各業都充滿壓力，很多上班族在爆肝工作，再加上各種生活壓力，例如社交人際關係、家庭溝通、親子教育、經濟負擔、環境汙染等，讓人不禁擔心：與生活壓力密切相關的憂鬱症，會不會找上我們？

事實上，憂鬱症跟自殺之間，並沒有必然的關聯性，即使「憂鬱症防治」是「自殺防治」工作相當重要的一環，但兩者間的「因果關係」並不如大家想像中的絕對。

「憂鬱症」與「自殺」都是由多重因素造成的結果，這些危險因子之間彼此有關聯性，要做到有效防治，絕對不是靠單一因素可以達成。無論如何，在現代社會中，「憂鬱症防治」和「自殺防治」這兩者都是越來越受到重

視的議題，因為它們所帶來的傷害，真的太巨大了。

邱吉爾的名言：憂鬱症就像一隻黑狗

　　其實，人類的心靈對於憂鬱症並不陌生。傳聞中古今中外有許多歷史名人，例如發現地心引力的牛頓、提出進化論的達爾文、現代藝術的先驅畫家梵谷、率領英國打敗希特勒的邱吉爾、美麗且深受全世界喜愛的戴安娜王妃，都傳說長期為憂鬱症所苦。其中，邱吉爾做了一個深切的比喻：「心中的憂鬱就像一隻黑狗，一有機會就咬住我不放。」由於這個意象非常鮮明，從此以後，「黑狗」就成了英語世界中憂鬱症的代名詞之一。

　　以邱吉爾為例，他出身貴族世家，是天之驕子，卻從年輕時代就開始出現憂鬱症傾向。1910年時，他三十五歲，是英國的內政大臣，擁有美滿婚姻，正處在生命的高峰，富有、深具名望、手握政治實權、廣受人民愛戴，但此時卻也是他憂鬱症發作最嚴重的時候。他曾經這樣告訴醫生：「有兩、三年的時間，光明好像從整幅圖畫中消失；我依然做著工作，端坐在下議院中，但是黑暗的憂鬱卻緊跟著我。」

　　他的一生不停地跟憂鬱症奮戰，而黑狗的陰影總是亦

步亦趨跟在身後，從來不曾真正遠離。他也有過自殺的念
頭，甚至在向上帝禱告時，都祈求可以一死；但是他努力
以意志克制自己，不要靠火車月台太近，在家也盡量遠離
陽台，以免被黑狗一口咬住，墜入深淵。

　　直到他七十多歲，已經成為當代的傳奇英雄，卻還是
覺得自己的人生充滿失敗。他悲傷地告訴女兒：「我這一
生費盡一切努力，最後卻一事無成。」

　　這就是憂鬱症的真實寫照。但是，從另一個角度來
看，他從未被憂鬱症打敗，即使終其一生被絕望纏繞，他
依然讓自己的生命活得精彩絕倫，成為英國歷史上的偉大
人物。

　　透過邱吉爾和黑狗的故事，我想傳達一個很重要的
訊息：憂鬱症並不是絕症，我們可以學習與它共處，更何
況，以今日的醫學技術，它很可能治癒。所以，面對憂鬱
症最好的方法，就是瞭解它、接納它、治療它，只要大家
一起努力，就可以減輕這隻黑狗的殺傷力，甚至遠離它的
威脅，不讓它阻礙自己的人生。

憂鬱症是二十一世紀最常見的精神疾病

　　根據聯合國世界衛生組織的報告，憂鬱症是二十一世

紀最常見的精神疾病，全球的罹病人口估計超過三億五千萬人。

而在亞洲地區，例如北京、上海、香港、臺灣、南韓、日本等，憂鬱症的盛行率雖然不如歐美國家高，但是我們也不要掉以輕心。隨著社會經濟的發展，憂鬱症的盛行率可能正在快速攀升。

或許，你我的身邊也有一些親友正在默默忍受憂鬱症的折磨，只是我們不知道而已。

近年來，隨著媒體的報導和資訊的普及，大家對於「憂鬱症」這個名詞已經耳熟能詳。但是，對於影響這麼重要的現代文明病，我們對它到底有多少瞭解呢？

至於自殺的議題，雖然人數遠不如憂鬱症那樣普遍，但是因為悲劇性的強度，往往更震撼人心。但在新聞熱潮的背後，我們對於自殺行為的防範，又有多少認識呢？

身為精神科醫師，在多年來推廣憂鬱症防治和自殺防治的實務工作經驗中，我發現許多人對於憂鬱症的相關資訊，還是有需要填補的空間。在診間遇見病友和家屬，或者演講的時候，大家最常詢問的問題包括：

‧到底什麼是憂鬱症？它跟心情鬱卒有什麼不一樣？

‧為什麼會得到憂鬱症？是因為想不開、想太多、太

鑽牛角尖、太軟弱嗎？

・有人說，壓力會導致憂鬱症，這是真的嗎？可是，有些人壓力很大，卻從不憂鬱；有些人看起來壓力不大，卻生病了。這是怎麼回事呢？

・要怎麼判斷自己或親友是否得到憂鬱症？

・憂鬱症要怎麼治療？可以醫得好嗎？

・身為憂鬱症的家人和親友，該怎麼做？

・憂鬱症病情嚴重的時候，真的會自殺嗎？那要如何預防呢？

・自殺的人，不見得有憂鬱症。還有其他原因嗎？要如何杜絕悲劇的發生？

・身邊有自殺者的親友，要如何安慰或陪伴他們呢？

這些都是一般人常見的疑惑，也是非常重要的提問。在這本小書中，我將嘗試以簡單淺白的方式，逐一解釋這些疑問，以促進大眾對於憂鬱症的瞭解。

生命苦難來襲時總令人難以招架，但我們相信，知識可以帶來力量。透過這樣的瞭解，我很衷心地希望，可以鼓勵更多患者和親友保持信心，努力走出憂鬱的風暴；也希望整體社會可以共同聯手，編織出一面友善的支持網絡，當患者陷入黑暗的絕望時，或許你我都可以適時伸出

援手，以理解和溫暖的態度，幫助他們度過一次又一次的危機和難關，直到治癒的時刻到來。

　　為了這樣的目標，我們一起努力！

【第一章】

是心情不好？還是憂鬱症？

了解憂鬱症的第一步，就是要「去汙名化」。
憂鬱症不是無病呻吟，也不只是單純的心理困擾，
更不是安慰當事人想開一點就可以解決的。
如果發現自己或親友有憂鬱症的傾向，
最好盡快尋求專業協助。

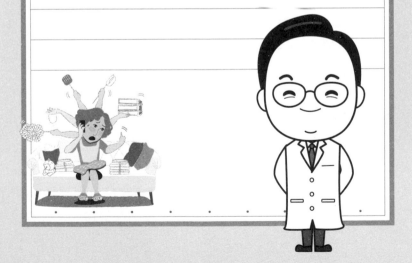

30

珍｜愛｜生｜命｜，｜希｜望｜無｜限
第一章‧是心情不好？還是憂鬱症？

【病友心聲】

人生不如意事十之八九，總有心情不好的時候，

這跟憂鬱症要怎麼區分啊？

現代社會生活壓力很大，不論是學生、上班族、家庭主婦、退休人士，都有許多各自要面對的難題，遇到事情不順遂時，難免會心情不好，這是很自然的現象。如果，有機會問大家：「是否曾經有過很傷心、很鬱悶、很沮喪、情緒很低落的經驗？」相信絕大多數的人都會舉手。

那麼，這些正常的情緒反應，跟「憂鬱症」要怎麼區分呢？這是社會大眾常見的疑惑。

在臨床工作時，也常聽到很多病友和家屬提問：

「憂鬱症是因為心情不好嗎？可是，人都有低潮的時候，這跟憂鬱症有什麼不一樣？」

「我弟弟最近失戀，常常借酒消愁，悶悶不樂，會不會變成憂鬱症啊？」

「我朋友跟主管不和，一天到晚跟我抱怨，說她上班很煩，每天都不快樂，早晚會得憂鬱症。這是真的嗎？」

「我爸爸脾氣不好，很孤僻，退休後常一個人坐在客廳看電視，不愛講話，也不肯出門。我們都很擔心，他是

不是有憂鬱症？」

　　「憂鬱症」顧名思義，是跟情緒有關的一種疾病，但要如何判斷一個人的情緒是否生病了呢？本書的第一章，就先來澄清情緒不好和憂鬱症之間的關係。

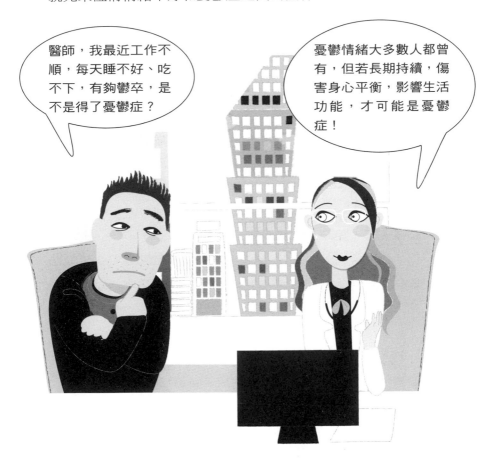

醫師，我最近工作不順，每天睡不好、吃不下，有夠鬱卒，是不是得了憂鬱症？

憂鬱情緒大多數人都曾有，但若長期持續，傷害身心平衡，影響生活功能，才可能是憂鬱症！

32

珍｜愛｜生｜命｜，｜希｜望｜無｜限
第一章‧是心情不好？還是憂鬱症？

從「憂鬱情緒」到「憂鬱症」的距離

「人生不如意事十之八九。」生活中總會碰到許多讓人心煩、難過、抓狂的各種麻煩事。這時候，情緒當然不好囉。這是很正常的一種反應。

例如，上班族最期待的就是年終獎金，沒想到卻在年底時卻收到主管一封信，告知：「你這一年考績乙等。」或是「公司營收欠佳，年終獎金大縮水。」如此期待的失落、對主管的憤怒，會讓人連續好幾天悶悶不樂。或者抱著發財夢去買了大樂透，整天幻想著：如果中了十億元，就要立刻辭職，瀟灑丟下一切去環遊世界，美夢幻想了好幾天，開獎時卻槓龜，真的讓人很失落。

這些失落、鬱卒，難道就是憂鬱症嗎？

當然不是。因為上班族即使對主管不爽，隔天還是會打起精神上班，努力拚業績；想發財的朋友只難過五分鐘，沒多久又興沖沖跑去買彩券，滿心期待財神爺降臨。

換句話說，「心情不好」只是一種短暫的情緒，不會影響到日常生活功能。它是面對壓力的正常反應，一旦壓力解除，或經過一番自我調適，情緒就會慢慢恢復正常。

一個人會心情不好，通常是來自於生活中的壓力，可能與「人」有關（家人、同事、朋友或情人等），或是為了某件「事」而煩惱（考試、健康、工作、經濟問題等）。不過有時候，也可能會沒來由地情緒低潮，或只是因為太疲倦或經前症候群，整個人感覺悶悶不樂、提不起任何一絲勁來。

　　每個人處理情緒低潮的方式都不一樣，有的人會大吃一頓，有人會找朋友吐吐苦水、發發牢騷，有人喜歡去運動流汗發洩，有人乾脆蒙頭大睡一覺，隔天又是一條好漢。這些都是很好的紓解方式，讓情緒很快就過去，不會帶來殺傷力。

　　不過，如果惱人的壓力一直持續，焦慮、憤怒、挫折等負面情緒不斷累積，甩都甩不掉，那就麻煩了。身心長期處在不舒服的壓力狀態，若無法順利自我調適，或先天體質較為脆弱，可能就會開始出現憂鬱症狀。

　　憂鬱是一種低落、不愉快、沮喪的情緒，非常折磨人。當憂鬱的症狀越來越多，例如睡不好、吃不下、脾氣暴躁易怒、對很多事都失去興趣、常常悲傷想哭等等這些症狀，組成憂鬱症候群時，對生活的影響就會越來越大。以上症狀如果長期持續，可能會因為過度精神緊繃而傷害

34

珍│愛│生│命│，││希│望│無│限
第一章・是心情不好？還是憂鬱症？

到身心平衡，甚至導致生病，影響生活功能，這就形成了憂鬱症。

　　由此可知，從「憂鬱情緒」演變到生病程度的「憂鬱症」，是有一段很長的距離。短暫的心情不好，不必太擔心，不要動不動就以為自己或別人有了憂鬱症而杞人憂天。但如果出現的頻率越來越高，就不能過度輕忽，任憑低潮的情緒不斷擴散，要懂得適度轉移和化解才好，以免演變成更大的問題。

〔圖一〕從一般憂鬱情緒到憂鬱症，是有相當的距離

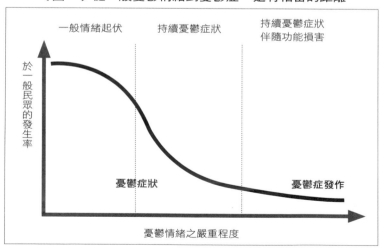

什麼是憂鬱症：兩個案例

那麼，什麼情況才是憂鬱症呢？為了幫助大家了解，先舉兩個案例來說明。

【案例一】

蠟燭兩頭燒的職業婦女

四十五歲的白菱（化名）在金融界任職，個性認真，常要求自己凡事都要鉅細靡遺，顧慮周全。她人生的信念是「人無遠慮，必有近憂」，因此很容易有停不下來的擔心、煩惱。最近深受上司器重而升官，但她在管理部屬時卻頗感壓力，因為她習慣親力親為，難以充分授權，屬下犯錯又不忍苛責，令她左右為難。

白菱家裡的狀況也不輕鬆。正值青春期的兒子不免叛逆、母子間常有衝突，先生又長期外派大陸，管教問題只能一人承擔。再加上最近父親突然中風，要花許多心思照顧老人家。因此白菱經常半夜醒來睡不著，失眠睡不著，白天食慾不振，動不動就感覺疲累。無法兼顧工作及家庭的雙重角色，讓她十分自責。

漸漸地，她變得精神恍惚，許多時候猶疑不決，下不了決定。但為了維持工作效率，只好不停地猛喝咖啡；經常加班，事情也做不完，越心急就越焦慮。某天，她突然在辦公室裡失聲大哭，甚至覺得自己活不下去了，流著淚跟同事交代後事，引起許多人關心，紛紛勸她就醫。

白菱不願去看精神科，便到家庭醫學科掛號。醫師診斷她罹患了憂鬱症，經過四週的藥物治療後，反應不佳，但是透過家庭醫學科醫師全面的檢查，排除了許多身體疾病的可能性，讓她放心不少，而且醫病關係建立後，成功地說服她轉診到精神科，接受更進一步的治療。

【案例二】

身體不適卻找不出病因的王老先生

七十歲的王老先生經常抱怨胃部不適，胸口燒灼，在消化內科診斷後，發現有輕微的胃食道逆流，服藥治療卻未見改善。有時還會出現手腳麻木、下背疼痛的症狀，所以又到神經內科進行一連串檢查，沒發現任何異狀。但他的食慾持續不佳，體重減輕，又經常口乾舌燥，於是再到內分泌科檢查，一切指數也都正常，王老先生懷疑自己是

不是得了不治之症，心情越來越鬱悶。

為了讓他放心，孝順的兒子安排他到兩家醫學中心做全身健康檢查，但仍查不出問題。最後，醫師透過「心情溫度計」量表（圖二），測得結果是十六分（滿分為二十分），因此懷疑他有憂鬱症，建議他到精神科做進一步診查。

〔圖二〕心情溫度計量表

心情溫度計

檢視健康量表每週自我檢測

請您仔細回想「在最近一星期中（包括今天）」，這些問題使您感到困擾或苦惱的程度，然後圈選一個您認為最能代表您感覺的答案。

	完全沒有	輕微	中等程度	厲害	非常厲害
1.睡眠困難，譬如難以入睡、易醒或早醒……	0	1	2	3	4
2.感覺緊張不安………………………………	0	1	2	3	4
3.覺得容易苦惱或動怒……………………	0	1	2	3	4
4.感覺憂鬱、心情低落……………………	0	1	2	3	4
5.覺得比不上別人…………………………	0	1	2	3	4
★有自殺的想法……………………………	0	1	2	3	4

得分說明

前5題總分：

0-5分：為一般正常範圍，表示身心適應狀況良好。

6-9分：輕度情緒困擾，建議找家人或朋友談談，抒發情緒。

10-14分：中度情緒困擾，建議尋求紓壓管道或接受心理專業諮詢。

15分以上：重度情緒困擾，建議諮詢精神科醫師接受進一步評估。

＊有自殺的想法＊

本題為附加題，若前五題總分小於6分，但本題評分為2分以上（中等程度）時，宜考慮接受精神科專業諮詢。

38

珍｜愛｜生｜命｜，｜希｜望｜無｜限
第一章‧是心情不好？還是憂鬱症？

　　從這兩個案例可以知道，如果低落的情緒症狀越來越多，而且持續一段時間，逐漸影響到日常生活功能，包括工作、學業、家庭、個人健康（睡眠、食慾）等等，甚至出現自我傷害、缺乏生存動力的狀況，就要小心可能是憂鬱症來襲了。這時候，最好盡快就醫，尋求專業醫師的診斷和評估，千萬不要讓病情繼續惡化。

　　以感冒跟肺炎的關係來打比方，每個人都有感冒的經驗，但不一定每個人都會發展成肺炎，一般感冒是人之常情，多喝水多休息就會好，但是若演變成肺炎，就一定要看醫生了。

劃一條疾病的界線：
怎樣才算是憂鬱症？

在精神醫學上，「憂鬱症」其實是一群疾病的統稱，每個患者的症狀都不太一樣，異質性很高。

譬如上述的第一個案例，蠟燭兩頭燒的職業婦女，主要症狀是情緒壓力導致崩潰；第二個案例的主訴卻是身體不適。兩個人的症狀表現雖然不同，卻都已達到憂鬱症的診斷標準。

由此可見，憂鬱症包含各種不同的類型，一般人確實不太容易分辨。

舉例來說，有一類患者的情緒變化很大，有時會陷入低潮，對任何事物都失去興趣，但一段時間之後，卻又表現得活力十足，想法一大堆，喜歡結交朋友，一開口就說個不停，甚至變得極度樂觀，信心滿滿，甚至容易發怒，還覺得投資絕對不會有風險，因此在發作期間買了許多股票、基金或房 地產……打算大賺一筆。這種情況可能是俗稱的「躁鬱症」，正式學名是「雙極性疾患」，也就是在「躁」與「鬱」這兩種極端之間，起伏擺盪。

還有一群朋友的憂鬱症狀比較特別，看起來不太嚴

40

珍｜愛｜生｜命｜，｜希｜望｜無｜限
第一章‧是心情不好？還是憂鬱症？

重，程度較為輕微，但憂鬱期卻維持很久，可能過去兩、三年內心情不好的日子比開心的日子還要多，日常生活功能也許都可以勉強維持，工作或學業勉強跟得上進度，但情緒一直不好，很難真正地快樂起來，這叫做「輕鬱症」或是有個古老的名字叫「精神官能性憂鬱症」。

這些朋友由於症狀不十分嚴重，生活功能也相對正常，因此憂鬱症狀就不容易被發現。通常是在遇到重大刺激或壓力時，憂鬱症狀才有可能突然惡化。他們對壓力的承受力比較低，一般人能處理的情緒壓力，他們不見得能夠承受；一旦碰到考試、比賽、被責備、失戀、與家人爭吵等狀況，可能就會陷入更嚴重的憂鬱情緒中。

此外，經前期的情緒低落症、物質／醫藥引發的憂鬱症、另一身體病況引起的憂鬱症、其他特定的憂鬱症（如短期憂鬱反應）、非特定的憂鬱症（如產後憂鬱症、季節性憂鬱症、伴隨焦慮的憂鬱症）等，也都算是憂鬱症家族的相關成員。

悲傷不等於憂鬱

一個人會陷入憂鬱情緒，通常與重大壓力源有關，如失戀、外遇、離婚、生病、親人過世、失業、經濟問題、

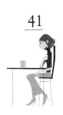

破產、官司、苦惱親子關係等等。遇到這些問題，情緒一定不好，該如何劃出疾病界線，判斷自己或親人是否已經到了生病的程度呢？

前面說過，要判斷一個人是否罹患憂鬱症，其中一個觀察點在於「時間的持續性」。若感覺憂鬱的症狀一整天絕大多數的時間都是如此，而且怎樣也拉不回，情緒莫名地一直低落下去，並持續一段時間，在基本生活功能（工作、學業、家庭責任）或社交能力上出現明顯的障礙，且情況不斷惡化，或發現身體出現莫名的不舒服，嚴重到必須就醫檢查，卻找不出生理病因，這時就要懷疑是否為憂鬱症發作。

不過，情緒低潮和悲傷也不一定是憂鬱症。舉例來說，親愛的家人過世，感到悲傷難捨，經常流淚、吃不下飯、睡不好覺、自責悔恨、不停思念，這是人之常情，跟憂鬱症又要如何區分呢？根據美國精神醫學會於1994年出版的《精神疾病診斷及統計手冊》第四版（DSM-4），重大失落的悲傷，和憂鬱症發作的悲傷，有幾個不同處：

哀悼者的悲傷主要是空虛和失落，這些情緒會隨著時間而減輕，但難免會起起伏伏，悲傷的情緒升起，多半跟

42

珍｜愛｜生｜命｜，｜希｜望｜無｜限
第一章・是心情不好？還是憂鬱症？

想念逝者有關，但也會伴隨正面的情緒和幽默，例如想到逝者的美好，回憶起過去的快樂時光等等。哀悼者存有自尊，不會貶低自己；若有自責的情緒，通常是因為覺得虧欠死者，例如生前不常去探望和關心、沒來得及表達心中的愛、沒能好好道別等等；有時，哀悼者也會升起死亡的念頭，主要是針對逝者，不捨得跟逝者分開，想要跟著一起走。

而憂鬱症發作的悲傷狀態，是持續性的憂鬱心情，無法體會到快樂和愉悅感，這種感覺通常跟別人無關，患者的情緒一直低落，自我挑剔、悲觀滿懷，覺得自己毫無價值、討厭自己、人生充滿不幸，甚至想要結束自己的生命，因為無法承擔長期憂鬱的無盡痛苦。

過去精神醫學界認為：失落的悲傷與憂鬱症並不完全相同，但有時也可能同時存在，像是2013年出版的《精神疾病診斷及統計手冊》第五版（DSM-5），就把病理性的憂鬱症與哀悼者的悲傷情緒之間的界線放寬了。不管怎樣，在陪伴面臨重大失落的親友時，可以注意觀察一下，若有憂鬱症傾向出現，最好趕快找專業人士協助。

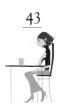

我是否得了憂鬱症:簡易的自我檢測

在醫學上,達到生病程度的「憂鬱症」,有其嚴格的定義,要在情緒、行為、認知、趨力等各方面出現明顯症狀,而且是不同症狀成群結隊地出現,才稱得上是生病了。最好由專業醫師進行診斷,才能確認。

不過,站在預防醫學的觀點,我們應該對疾病保持警覺,以便及早發現問題。所以,我們可以根據一些初步的判斷準則,評估自己或身邊親友是否出現憂鬱症傾向。

根據DSM-5手冊,在臨床診斷上,憂鬱症的主要症狀包括下列九項:

1. 幾乎整天且每天心情憂鬱,經常感到情緒低落、悲傷、空虛或無助,快樂不起來。可經由當事人的主觀報告,或他人觀察而得知。

2. 幾乎整天且每天明顯對所有活動降低興趣或愉悅感,提不起勁。

3. 體重明顯減輕或增加(一個月內體重變化超過5%),或幾乎每天食慾降低或增加。

4. 幾乎每天都失眠或嗜睡。

5. 幾乎每天的精神、動作或是激動或是遲緩。(別人

44

珍|愛|生|命|，|希|望|無|限
第一章・是心情不好？還是憂鬱症？

可以觀察到的程度）

6. 幾乎每天都很疲倦或無精打采。

7. 幾乎每天感到自己是無價值的，或有過度或不恰當
的罪惡感。（可能達妄想程度）

8. 幾乎每天的思考力和專注力都降低，或是猶豫不
決。

9. 反覆想到死亡（不只是害怕死亡而已），有反覆自
殺意念而無具體計畫，或有自殺舉動，或有具體的
自殺計畫。

如果發現自己或家人出現以上這些症狀（超過五種以
上），並持續一段時間（超過兩週以上），且已引起臨床
上的顯著苦惱，或社交、職業及重要生活功能的減損時，
就要注意了。症狀越嚴重，表示情況越危急，越要盡早到
醫院求診。

為了幫助社會大眾及早發現包括憂鬱症、焦慮症等需
要心理衛生介入的課題，臺大醫學院教授李明濱等人研發
出一份「簡式健康量表」（Brief Symptom Rating Scale，
BSRS-5），也就是前面提到的「心情溫度計」（圖二）。
題目很少，只有五題，填寫和計分容易，可以很快速地進
行自我檢測。

　　檢測結果如果得分在六分以上，可能要注意壓力的自我管理，得分在十分以上，可能要考慮尋求心理諮商或精神科的協助；得分在十五分以上，可以考慮到精神科求診，及早預防，千萬不要錯過治療的黃金期。

　　心情溫度計的概念，是用簡便的量表來測量心情的變化，分數越高表示溫度越高。如同人的體溫一樣，如果升到37.5度，我們會開始警覺是不是身體有狀況，當體溫超過38度，我們會去看醫師或採取降溫措施。

　　心情的溫度也是一樣，當升高到某種程度時，要趕緊採取紓壓措施，讓情緒不致於失控。當溫度高過警戒線，就要趕快找專家協助。

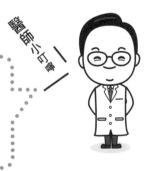

如果擔心自己或親友有憂鬱傾向，可以透過「心情溫度計」測量一下，如果分數較高，不要太過緊張，可以找專業人員協助評估或處理喔！

46

珍｜愛｜生｜命｜，｜希｜望｜無｜限
第一章‧是心情不好？還是憂鬱症？

　　近年來，國人健康意識抬頭，許多公司和企業都會安排年度健康檢查，作為員工福利，中央健保局也設立成人健檢項目，鼓勵民眾定期檢查。可惜的是，目前的健康檢查並未涵括身心症狀的篩檢，以及精神狀態的評估，往往錯失早期發現精神健康問題的機會，等到症狀嚴重了，甚至造成傷害性的結果，才來亡羊補牢，為時已晚。

　　因此，如何運用這些簡易的自我檢測工具，結合正確健康知識的傳遞，讓民眾能全面地關注自己的情緒健康，對於憂鬱症的預防，是很重要的一步。

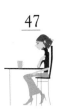

身體疾病與憂鬱症的關聯

前面提到,憂鬱症會引起身體的不適。反過來說,身體的疾病也可能引發憂鬱症,或出現類似憂鬱症狀。

據推估到了2020年,包括冠狀動脈硬化在內的缺血性心臟病與重鬱症將是造成全球疾病負擔的前兩名。過去十五年來,憂鬱症與缺血性心臟病的雙向關係是身心醫學最熱門的探討領域之一。

研究結果發現:1. 憂鬱症是缺血性心臟病發生的重要且獨立的非傳統危險因子;2. 缺血性心臟病人比起一般人有更高的憂鬱症及憂鬱性疾患盛行率;3. 缺血性心臟病合併憂鬱症的病患,其心臟病治療的預後效果較差;4. 有幾種病理生理機轉可以解釋兩者之關聯性。深入了解憂鬱症與缺血性心臟病的雙向關係有助於改善對這兩類病人的醫療照顧。

其他重大疾病如癌症、中風、糖尿病、洗腎、高血壓、阿茲海默症等,跟憂鬱症之間也有類似的雙向關係。身體疾病可能增加罹患憂鬱症的風險,而長期憂鬱的情緒也可能增加罹患身體疾病的機會,兩者之間形成負面的惡性循環,也增加治療的困難度。

48

珍｜愛｜生｜命｜，｜希｜望｜無｜限
第一章‧是心情不好？還是憂鬱症？

　　根據統計，慢性疾病患者合併憂鬱症的比例高達三分之一至四分之一，這使他們陷入悲觀、絕望的情緒，而失去積極服藥或復健的動力。但人們往往只注意到身體疾病的治療，而忽略了憂鬱症的處理，讓治療效果不盡理想。除此之外，憂鬱症也容易跟其他精神疾病一起出現。超過50％的憂鬱症至少合併一種焦慮症，很多患者也常因物質濫用，最後導致憂鬱症。此外，飲食失調、社交焦慮、酒精及藥物成癮、過動症、自閉症、俗稱的「自律神經失調」、精神官能症患者，往往也有較高比例的憂鬱傾向。當憂鬱症同時合併其他疾病，往往讓患者在身心極度不舒服的情形下，影響情緒、工作和人際關係，甚至失去就業機會，造成家庭極大負擔。

　　還有一件值得注意的事，就是要提醒大家：有些身體疾病的症狀跟憂鬱症很相似，需要特別留意和分辨。這種身體疾病與憂鬱症的區分，有時候在治療初期，很難清楚分辨，需要持續觀察一段時間，或嘗試性地用藥物治療，觀察治療的反應之後，作為鑑別診斷的參考。

　　例如，很難被早期診斷出來的胰臟癌，它的初期症狀，可能表現出厭食、體重減輕、容易焦慮激動，以及莫名的憂鬱等，跟憂鬱症的表現非常類似。

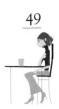

　　又譬如，甲狀腺機能異常（亢進或不足），也可能會出現精神散漫、記憶力差、疲倦、缺乏性欲、嗜睡、焦躁、易怒、體重減輕、失眠、注意力不集中等現象。

　　而腦部腫瘤的患者，有可能原本活潑外向，卻突然變得不愛說話、嗜睡、內向、情緒失控、記憶力退化等。

　　曾有一位患者，初期以憂鬱症的治療方式，服藥一段時間後，發現治療反應不佳，且臨床上出現腦壓升高症狀，為他安排核磁共振檢查，才發現原來是大腦裡長了東西，不是單純的憂鬱症。

　　此外，例如心臟衰竭、失智症初期、某些藥物中毒的症狀，也跟憂鬱症很類似，也需要進一步鑑別。

　　所以，臨床診斷時，最好先釐清是否有身體方面的疾病，並且積極治療。雖然一開始不太容易區分出來，但持續地與專業人員合作，規則地觀察追蹤，等到身體疾病的因素排除之後，可以更確定憂鬱症的輕重程度。

50

珍｜愛｜生｜命｜，｜希｜望｜無｜限
第一章‧是心情不好？還是憂鬱症？

高齡社會的重要課題：老年憂鬱症

說到身體疾病跟憂鬱症之間的關聯，還有一個常見的例子，就是老年憂鬱症。

年老本身並不會引發憂鬱症，包括臺灣在內世界各國的流行病學研究甚至指出：老年世代被診斷出重度憂鬱症的機會，比年輕世代來得低。但隨著年紀增長，身體逐漸老化，各種毛病也陸續出現，視力模糊、齒牙動搖、行動不便、慢性疼痛、睡眠障礙、健忘等等，生活的自主性和控制感漸漸消失，心情難免容易沮喪和低潮。

這時候，如果再加上心理和情緒的壓力，如喪偶、孤獨、經濟狀況不佳、家庭關係不良、人際支持網絡不足、失能等，就會大大增加高齡者罹患憂鬱症的機會。

是身體不適還是心理不適？

老年憂鬱症很容易被忽略，因為老年人的身體病痛多，常把「我不舒服」掛在嘴邊，家人聽多了，往往不太在意，這又讓老人家覺得自己沒有受到重視，而感到無助失落，心情更加挫敗。麻煩的是，老人家感受到憂鬱情緒時，通常不會說：「我不開心、我心情不好。」而是以

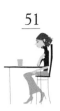

「抱怨身體不舒服」來表現，只會描述自己失眠多夢、沒胃口、頭痛、便秘、拉肚子、感冒、骨頭痠痛、手腳抽筋無力、頻尿等。帶他們到醫院檢查，也找不出毛病來，家人就更容易認為他們是無病呻吟，而輕忽病情。

　　老人憂鬱症有時不容易被診斷出來，病人或家人常常以為這些身體上的不舒服只是老化的正常現象，吃了一堆安眠藥或止痛藥，效果卻不佳，這才發現是憂鬱症在作祟。一般來說，年紀越長、身體疾病越多、支持系統越不足的老人，憂鬱的程度可能就越高。

是大腦退化還是憂鬱症？

　　老年憂鬱症還有一個很大的特點，是健忘。這種情況很容易與失智症混淆。不過，跟失智症不同的是，憂鬱症經過治療之後，隨著情緒的好轉，健忘的情況也會改善。但是從另外一個角度來看，許多老年人退化性的大腦疾病，例如阿茲海默症、血管性失智症、巴金森氏症等，它們常常會合併憂鬱症狀，甚至它們的早期症狀是以憂鬱症來表現。臨床上常常要治療一段時間，才能區分憂鬱與大腦退化之間的關係。

　　總之，如果家裡有個不斷抱怨病痛的老人家，可以先

透過內科或神經科的檢查，或是與精神科共同照護。除了確認身體健康狀況，也要留意他們的情緒狀態。若發現他們常常躺在床上、坐著發呆、不願出門、不愛活動，或者有悲觀、心情悶悶的、焦慮不安、自我否定、容易生氣、看什麼都不順眼、生活自主能力降低、體重莫名減輕等情況，最好尋求精神科醫師或臨床心理師來進行診斷和諮詢。

老年憂鬱症經常被低估

臺灣已經逐步進入高齡化社會，可以預見的，老年憂鬱症將是未來精神醫療的重點之一。

臺灣老年人憂鬱症的盛行率，其實並不少於國外。臺灣老年精神醫學會黃宗正醫師曾指出，臺灣社會正在快速老化，六十五歲以上的人口超過二百六十萬人，若依照國外的調查數據，老年憂鬱症盛行率約12%來估計，國內至少有三十一萬名高齡者，深受憂鬱症困擾。

而根據臺北榮總醫療團隊在石牌地區所作的調查得知，社區中的老年憂鬱症人口盛行率大約是9.8%，女性比男性多。

老年憂鬱症的嚴重程度，通常與鰥寡孤獨、身體疾病

（如中風、認知功能障礙）、低社經地位有密切關係；尤其身體的疾病，是引發憂鬱症最常見的危險因子。身體的毛病越多，老年人罹患憂鬱症的機率也會越高。

臨床發現，不僅住院老人罹患憂鬱症的情況相當普遍，一般家庭中也有許多老人出現憂鬱症狀，由於尚未達到診斷標準，而被家人忽略，以致沒有受到合理的協助。

老年人一旦罹患憂鬱症，併發的行為症狀將很令人頭痛，也會讓原有的身體疾病雪上加霜。

例如很多老人生病之後容易失去鬥志、不聽醫囑、不想起身活動、自暴自棄、食慾降低、營養不良甚至長出褥瘡等，讓原有的骨質疏鬆症、糖尿病、高血壓等慢性疾病更加惡化，然後又更加重憂鬱症的病情，形成惡性循環。

到底有多少憂鬱症的個案？

憂鬱症是不分男女老幼貧富種族階級都有可能罹患的精神疾病。不過，每個國家的社會文化和精神醫療狀況很不一樣，因此，憂鬱症的盛行率在世界各地之間的差異性也很大。

早在1980年代，針對重度憂鬱症的終生盛行率，國際間曾進行過一次跨國性的大規模調查。到了二十一世紀，

〔圖三〕重度憂鬱症的跨國性調查

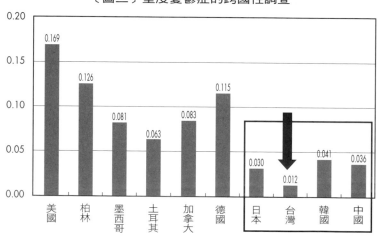

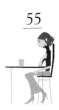

又有最新的調查結果出爐，如圖三。

調查結果發現，重度憂鬱症的終生盛行率，以美國最高（16.9%），亞洲地區（包括臺灣、日本、中國、韓國）的憂鬱症盛行率，明顯比歐美國家低很多。

這是為什麼？表示東方國家真的比西方人快樂嗎？

仔細分析原因，不少學者認為：「憂鬱症」這個診斷概念主要來自於西方醫學，不見得適用於東方人。因為東方人在表達感受時，跟西方民眾很不一樣。西方人會主動訴說心情方面的困擾，東方人則習慣用「身體不舒服」來主訴。這是一種文化上的差異，東方人在求診的過程中，並不會以情緒症狀作為主要的抱怨。

這個分析很符合在門診時看到的現象。很多患者雖然感受情緒痛苦，卻說不出口，或不知如何描述那種感覺，只會以身體化的症狀來表達，例如頭暈、沒胃口、胸口悶、沒有力氣、睡不好等等。

所以，臺灣的醫師都很有經驗，當患者抱怨這些症狀時，通常會先進行身體檢查，讓患者安心。如果身體沒問題，之後再來處理情緒和心理壓力的部分。

此外，也有學者認為，亞洲地區的憂鬱症盛行率較低，可能與東方文化的家族特性有關。跟西方人比較起

56

珍｜愛｜生｜命｜，｜｜希｜望｜無｜限
第一章・是心情不好？還是憂鬱症？

來，東方人（包括日本、香港、韓國、臺灣等）的家庭關係比較緊密，會互相關懷和提供幫助，鄰里間的互動也比較強，這樣的支持系統讓憂鬱症比較不容易發生。

憂鬱症盛行率逐漸上升

不過，隨著時代的發展、社會變遷、家庭結構功能改變，生活壓力越來越大，不論東方或西方社會，憂鬱症人口比例都在上升中。一般來說，憂鬱症的人口比例大約在5％～20％之間。

根據美國疾病管制與預防中心（CDC）2012年的報告，憂鬱症的一年盛行率是9.5％，表示每十個人當中，就有一位正在承受憂鬱症之苦。全美的憂鬱症人口估計超過兩千萬人。

至於國內的情況，衛福部國民健康署曾經以「臺灣人憂鬱量表」對兩萬多人進行調查，發現有5.2％的民眾問卷得分達到重度憂鬱程度，但求診率卻只有2.3％。以年齡區分，六十五歲以上的老人有8.4％，十五歲到十七歲的青少年則有6.8％，問卷得分達重度憂鬱程度。以性別區分，女性憂鬱者有10.9％，男性6.9％，女性是男性的1.8倍。

中央研究院鄭泰安教授的研究報告中發現：臺灣地區

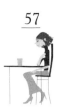

　　常見精神疾病（包括憂鬱症和焦慮症）的盛行率，自1990年的 11.5% 上升至 2010年的 23.8%，短短二十年之間，呈倍數成長。而且此盛行率與失業率、離婚率及自殺率有著正相關。

　　董氏基金會連續三年的調查則發現，2010年有11.8%的民眾、2011年有18.1%的中學生、2012年有18.7%的大學生，表達有明顯的憂鬱情緒。

　　以上的調查數字雖然各有不同，但共同的結論就是：憂鬱症已經是現代社會中最常見的精神健康問題。但國內民眾對於它的認識和了解，仍然有進步的空間。

　　有人形容憂鬱症是「心的感冒」，兩者都是很常見的疾病。然而，社會上對於憂鬱症的知識不足，再加上對精

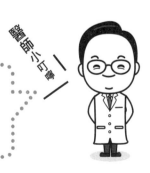

醫師小叮嚀

憂鬱症是很常見的一種疾病，它並不可怕，只怕你不求助。只要勇於面對，善用資源，有很大的機會是能獲得改善的呦！

神疾病避諱忌醫，讓很多患者在病發之初，不願承認自己有憂鬱症狀，結果錯失早期治療的良機，從輕度憂鬱轉變為重度憂鬱，增加治療上的困難度。

所以，了解憂鬱症的第一步，就是要「去汙名化」。憂鬱症不是無病呻吟，也不只是單純的心理困擾，更不是安慰當事人想開一點就可以解決的。如果發現自己或親友有憂鬱症的傾向，最好盡快尋求專業協助，及早走出情緒的幽谷，重見快樂的陽光。

【第二章】

當情緒不斷陷落：
重度憂鬱症

一旦罹患重度憂鬱症，患者會陷入絕望的幽谷中，
遺忘了快樂，也遺忘了生命的美好，
陷入無邊的黑暗和無意義當中。
那種說不出的痛苦，沒有身歷其境的人很難體會。

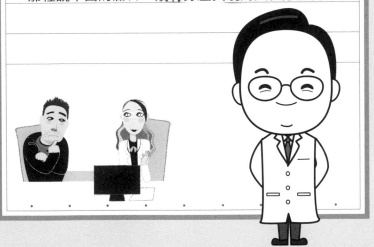

【病友心聲】

生病的時候，

有一種難以言喻的痛苦感受，覺得一天好漫長。

身體很累，但是又躺不住，

一天裡面只期待一件事就是晚上睡覺，

因為痛苦的感覺會暫時休止，

但是……往往又睡不著。

不要被「重度」這個詞嚇到

在精神醫學的診斷分類學上，不論DSM-5或是《國際疾病分類》（ICD-10），都有「重度憂鬱症」（major depression）或是「重度憂鬱發作」（major depressive episode）這個診斷類別。

罹患重度憂鬱症，患者會陷入絕望幽谷中，遺忘了快樂，也遺忘了生命的美好，只是陷入無邊的黑暗和無意義當中。那種說不出的痛苦，沒有身歷其境的人很難體會。

許多人被重度憂鬱症的「重度」二字嚇到了，一聽以為是不治之症，彷彿注定悲慘一生，尤其是病人在生病的時候特別悲觀，一聽到這個診斷，悲觀程度又雪上加霜。

其實「重度憂鬱症」或是「重度憂鬱發作」只是一個醫學專有名詞，有相當高比例的個案可以完全痊癒，雖然有可能復發，但還是可以積極治療的。

重度憂鬱症是造成人類失能的首要疾病

重度憂鬱症的好發年齡，在三十歲至五十歲之間，這段年齡正好是人生責任最重大的階段，要承擔家庭職責、賺取薪資收入，又要在社會上擔任中堅角色，是生命最精華的青壯年時期，卻也是憂鬱症發病的高峰期。

憂鬱症發作時，除情緒低落，也會出現注意力渙散、精神萎靡、易疲累、社交退縮，導致無法工作、經常請假、生產力下降，造成家庭、社會和醫療資源的負擔。

世界衛生組織預測到了西元2020年，憂鬱症將會列居人類失能（disability）疾病的首位。而根據美國哈佛大學的研究，造成人類社會整體疾病負擔（Global burden of Disease）的前十名疾病當中，憂鬱症位居第二名。憂鬱症是二十一世紀職場最常見的主要疾病，造成嚴重的社會經濟負擔，美國每年的損失估計達到四十三兆元。

所謂失能，簡單地說，就是無法執行工作，也無法照顧自己的日常生活。世界衛生組織的研究指出，重度憂鬱患者平均每個月的失能天數為八天。而美國的全國調查則發現，在一年之內，憂鬱症患者的失能天數超過一個月，有35.2天。

至於臺灣的情況，根據社區樣本的流行病學研究指出；臺灣重度憂鬱症的盛行率雖然比西方國家低，但患者的失能狀況卻更嚴重，一年高達74.9天，是美國的一倍以上。有一種可能的解釋是：除了東方人普遍比較不習慣精神疾病這個標籤外，臺灣人比較能忍耐，一定要非常痛苦了，失能很嚴重了，才會在以西方人標準設定的診斷工具中，達到符合生病需要的診斷標準。

　　此外，求助行為也是一個問題。根據統計，美國憂鬱症患者曾經尋求專業協助的比例是57.3%，而臺灣患者的求助比例卻只有美國的三分之一，大約20%左右。這種盛行率較西方國家低，失能程度較西方國家高，求助行為較西方國家低的傾向，也曾在北京、上海、日本、南韓的類似調查中被印證。

　　在失能的同時，當事人所承受身心痛苦的代價更難以估計。曾經有國外研究指出，有15%的重度憂鬱症患者死於自殺，這種悲劇所造成的損失與遺憾，是一道難以抹滅的傷口。

　　當憂鬱症發作時，受苦的不只是當事人而已。一旦家中有人罹患憂鬱症，除了經濟問題、照護及醫療負擔之外，還可能造成家庭失和、爭吵、離婚、家庭暴力、兒童

虐待、管教不當等問題，讓整個家庭也陷入失能危機。

　　尤其，長期擔任照顧角色的家屬，往往疲憊不堪，卻無人可以訴苦或分擔。因為心力交瘁所產生的無力感、擔心患者自殺的不安感、被患者責備或誤解的委屈感和憤怒感，長期累積下來，可能引發家屬的憂鬱症也一併發生。

　　由此可見，重度憂鬱症影響所及，個人、家庭和社會都深受其苦。這是不容忽視的精神疾病。那麼，到底症狀要多嚴重，才算是重度憂鬱？本章就針對它的五大關鍵症狀來加以說明。

醫│學│小│常│識

重度憂鬱症的五群關鍵症狀

在臨床診斷上，重度憂鬱症並不是只有單一症狀，而是包含情緒、認知、行為、趨力等各方面症狀，且同時成群結伴而來，專業上稱之為「症候群」。

核心症狀：持續性的情緒低落；對於原本有興趣的事情失去興趣。

情緒症狀：愁苦鬱悶、悲觀無助。

行為症狀：精神運動遲緩、倦怠、自殺行為。

認知症狀：注意力障礙、猶疑不決、罪惡感、負面思考、自殺意念。

趨力症狀：失眠或嗜眠、體重減輕或增加、性欲減退或增加。

要評估這些症狀的嚴重程度，除了患者本身的主觀自訴之外，也可加上家屬和親友的觀察和描述，以幫助醫師進行診斷評估。

核心症狀：
持續性的情緒低落，對一切失去興趣

重度憂鬱症最主要的核心症狀就是：持續性的情緒低落，或對一切失去興趣。

這包含兩個面向：第一個是「時間的持續性」。根據DSM-5的定義，患者情緒嚴重低落的症狀必須持續一天之中大多數的時間，夜以繼日都沒辦法好轉，且超過兩個禮拜，才算是達到重度憂鬱發作的標準。

所以，像學生們上課時死氣沉沉，下課後卻活力充沛，「上課一條蟲，下課一條龍」，或是上班族每逢星期一就愁眉苦臉、唉聲嘆氣、充滿blue Monday的心情，但到了星期五週末夜立刻容光煥發、興高采烈，這就不是憂鬱症的典型現象。

又例如，跟家人或好朋友吵架，傷心時哭哭啼啼，過兩天和好了，馬上笑逐顏開，盡釋前嫌。或一個人孤單寂寞，自怨自艾，但只要親友來探望，立刻開心迎接，談天說笑。這也不是憂鬱症的典型現象。

一般人在正常狀態下，情緒是起起伏伏的，有時候開心，有時候生氣鬱悶。但憂鬱症發作的時候，情緒持續性

處在低潮且持續，沒辦法感受到快樂的感覺，陷入旁人無法明白的痛苦中，這是它的第一個核心症狀。

第二個核心症狀是：對原本有興趣的事情失去興趣。當我們肚子餓時，吃東西會覺得很滿足，這是人類的基本需求，再自然不過。但對一個重度憂鬱症患者來說，連吃東西都變成痛苦的過程。他勉強拿起筷子，隨便舀一口飯送入口中，卻食而無味，根本感受不到任何愉悅感，進食的目的只是避免餓死，完全沒有享受的感覺。或者平常交友廣闊的人，很喜歡「人來瘋」，跟大夥笑鬧取樂，但當憂鬱來敲門時，卻整天足不出戶，連打電話給朋友都失去

〔圖四〕重度憂鬱症的確診條件：
一天當中大部分時間都情緒低落，且至少持續兩週以上

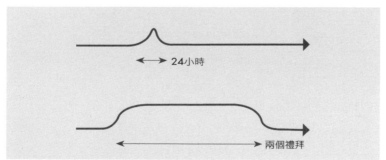

動力，甚至變得退縮，人際互動不再帶來快樂，反而變成沉重的負擔。

有個阿嬤來門診時，不斷落淚，滿心愧疚。她以前很疼愛孫子，看到他們就會發自內心地喜悅，洋溢慈愛的心情。但憂鬱症發作時，她一看到孫子就煩，覺得他們好吵、很討厭，但同時又感到自責，充滿罪惡感：「我真是一個不稱職、很糟糕的阿嬤，怎麼會討厭自己的孫子呢？」阿嬤的虧欠感和自我譴責不斷循環、累積，雖然也想要振作起來，卻力不從心。

這就是「對一切失去興趣」的核心症狀。似乎再也沒有任何事物可以帶來快樂。

情緒症狀：愁苦鬱悶，失落無助

重度憂鬱症發作時，患者宛若戴著灰色眼鏡看世界，眼前一片絕望，內心充滿失落感，整個精神狀態被愁苦所籠罩，感到槁木死灰、虛弱無助、沒有存在價值、生不如死，陷入別人無法理解的痛苦當中。

以下是一些病友的心聲：

「生病的時候，有一種難以言喻的痛苦感受，覺得一天好漫長。身體很累，但無法熟睡休息，一天裡面只期待一件事，就是晚上睡覺，因為痛苦會暫時休止，但是……往往又睡不著。」

「無論晴天還是陰天，心情一直都很低落。就像有塊巨石永遠壓在心頭一樣。無論什麼樣的開心事，都無法徹底開心，哪怕正在大笑，內心深處永遠是沉重、陰冷及黑暗。」

「最近我很容易哭，只要一點點小挫折就感到非常難過、幾近絕望，然後就會很想哭、一直哭，有點歇斯底里

般地無法控制。覺得我的生活只是不斷在經歷挫折，不斷讓我感到自己的無能和失敗……」

「我像被關在暗無天日的牢籠中，無法和外界交流，以前熱衷的事情或高談闊論，都變得很遙遠、沒有意義。我好像變成了一具殘骸，被挖空，活著好累好煩好痛苦，很想逃到沒有人的地方……」

「我不想吃東西，只想睡覺，就算醒了也不想起來，只想整天躺在床上，有時會悶到哭出來，哭完以後，心情更低落。每發作一次，下一次就會加重。這是實實在在的煎熬，這時候你會明白所謂『無間地獄』是怎麼回事，看到牆壁就很想撞上去，真想早日結束自己的生命以脫離苦海……」

哭泣、悲觀、絕望、自責、覺得一切都沒意義，這些都是重度憂鬱症很典型的情緒症狀。它發作時，宛若狂風驟雨，幾乎要把人生整個吞沒。但外人不容易理解，以為他們是自我沉溺、想太多、愛鑽牛角尖，其實，患者自己也很想脫離這種痛苦，只是無能為力。

　　尤其，當憂鬱症發作時，對別人的批評很敏感，很容易把別人的冷漠、不耐煩或指責過度放大，或把別人善意的勸告加以扭曲，以致增加自己心理的壓力，讓情緒更加惡化。

行為症狀：
精神倦怠、遲緩、自殺行為

當一個人陷入極度憂鬱時，會出現一種「精神運動遲緩」的現象，動作會變得遲緩，思考變慢、反應慢、做事慢，處理公事的決策也變慢，做家事更是慢吞吞的。除了慢，還很容易疲累，體力變差，只要做一點事情就感到倦怠，做事效率大打折扣。

有些人可能嚴重到變成木頭人，失去活力，講話聲音變得很小，或者不想說話，經常累得不想動，整天只想躺在床上。如果旁人不勉強他，有時連穿衣服、把手舉起來的力氣都使不出來，甚至整天都不想吃飯。

很多時候上司、同事和家人會批評：「怎麼做一點事就沒力氣，半天都沒進展，妳根本是偷懶。」但患者真的很委屈，他們並非有意拖拖拉拉，而是不得已。

行為症狀更重要的一點是，患者變得極度悲觀，覺得一切毫無希望、病情不會好轉，工作和生活只會越來越糟，不斷講一些自責、愧疚、喪氣、覺得活著沒意思、自己很沒用、沒價值、沒意義、什麼都做不好、只會拖累別人……之類的話語，像錄音機一樣不斷播放，不但折磨自

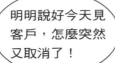

明明說好今天見客戶，怎麼突然又取消了！

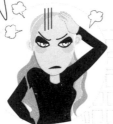

我真沒用，還活著幹嘛，只會拖累別人！

寫份報告拖這麼久？根本偷懶！

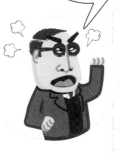

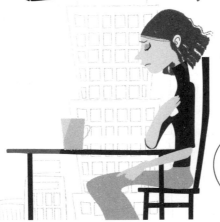

心情不好就做事慢吞吞，未免也太嬌貴了！

己，也折磨身邊的家人。

　　持續悲觀之後，心力交瘁，可能就產生出「死了算了」的念頭，想要結束一切痛苦，反覆想到死亡。不過，在行為層面上來說，輕度憂鬱患者偶爾會冒出死亡念頭，但會被自己嚇到，因此會主動求救；重度憂鬱患者雖經常縈繞死亡的念頭，幻想死亡的寧靜，但缺乏力氣去執行；最危險的反倒是中度憂鬱的狀況，較有可能將念頭化為行動，有時就因一念之差，而發生傷害自己的悲劇。這是需要小心防範的。

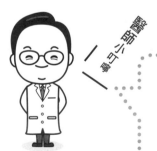

醫師的小叮嚀

憂鬱症發作時，患者比任何人都想要脫離這種痛苦，他們是「不能」也，非「不為」也，親友要多體諒，避免指責，才不會增加衝突的壓力！

認知症狀：注意力障礙、猶豫不決、 罪惡感、負面思考

　　重度憂鬱發作時，經常會有注意力障礙，感覺腦筋變鈍了，讓生活中原本習以為常的小事，突然變得很困難。

　　有位個案曾經這樣描述自己的失魂狀態：發病時，他正在看電視，明明每個演員他都認得，演哪一齣戲也都知道，可是劇情和故事卻無法明白，跟不上中文字幕的速度，有看沒有懂。當他翻開報紙，每一個字都認識，可是整則新聞在寫些什麼，他完全抓不到意思，串連不起來。

　　還有一位研究生，功課向來不錯，發病後，注意力很難集中，連閱讀都要費很大的力氣，甚至路邊招牌的每個字都看得懂，但意思卻抓不住，也不敢去上課，因為完全聽不懂老師在說什麼，一切都變得好陌生！以前的能力和自信，忽然被剝奪了，生活和學習都變得很吃力，讓他非常沮喪。

　　再來是猶豫不決。重鬱症發作時，患者常被生活的瑣事卡住，無法做決定。比如，起床換衣服準備出門，卻不知該配紅色或藍色領帶，為了一條領帶而猶豫半個小時。強迫性精神官能症的患者也會如此，但他們是為了「確

定這條領帶是最完美的」，憂鬱症患者則是「無法下決
定」。

　　重度憂鬱症也很容易引起罪惡感。他們陷在「自己
一定是做錯了什麼」的漩渦，把自己貶抑成一個無趣、沒
用、一無是處、糟糕透頂之人，覺得自己成事不足敗事有
餘，會把一切都搞砸。即使是很正常的小事，一旦憂鬱症
發作，就會被放大，以前說錯的話、做錯的事、投資一支
錯誤的股票、對先生太壞、對太太不好、對孩子太兇，所
有的「錯事」一股腦兒地跑出來，覺得自己的一生充滿虧
欠，什麼都錯了。

　　少部份病患可能會產生「罪惡妄想」以及與自責有關
的「幻聽」，認為自己的某一個小小行為是罪大惡極，對
不起別人，乃至對不起全世界，認為「因為自己的錯，才
會得到這個病」，將過去的事情全歸罪在自己身上，覺得
自己不值得活在這個世界上。臨床上需要與其他的精神疾
病做鑑別診斷。

　　還有一項認知症狀是負面思考，什麼事都往壞處想，
沒辦法看到光明面，認定一切毫無希望、生活痛苦、人生
毫無價值、充滿罪惡黑暗。有些患者甚至會產生一種「虛
無妄想」，例如曾有病患認為自己的腸子全爛掉，肚子裡

變成一片空洞，器官都消失不見；也有患者不斷以為家裡的保險箱被偷，財產全沒了。

這種負面想法就像我們常聽到的「半杯水」故事，兩個人在沙漠中迷路，茶壺裡有半杯水，樂觀的人微笑地說：「幸好還有半杯水，我們一定可以找到綠洲。」悲觀的人卻一臉悲苦：「只剩下半杯水，我們死定了。」

在憂鬱症發作的當下，患者會執著於悲觀的想法，並漸漸升起想要結束一切痛苦的意念，死亡的寧靜宛若一場誘人的邀約，有如致命的吸引力，在患者的腦海中盤旋不去。

趨力症狀：
失眠或嗜眠、體重改變、性欲改變

　　憂鬱症患者可能出現睡眠障礙，有的會失眠，晚上睡不著，因此過著晝夜顛倒的生活。有的則是嗜眠，疲倦到一整天都在昏睡，醒不過來。

　　還有一種比較特別的失眠症狀，臨床上稱之為「半夜早醒型」的失眠，鬧鐘還沒響，他已經提早兩個小時醒過來，而且很清醒，再也無法入睡。一般人可能因為想上廁所、口渴而半夜醒來，但很快又能入睡，可是對憂鬱症患者而言，睡眠卻在此時結束了。

　　偏偏讓人非常困擾的是，早晨通常是患者情緒最低落的時刻，簡直盪到了谷底，之後才會慢慢爬升，下午逐漸好轉，晚上變得平穩，睡前則是一天當中心情相對比較好的時刻。半夜早醒後，又再次跌到最低潮。這樣的週期狀況，家人並不容易理解，只看到患者晚上的狀況明明還不錯，早上起來卻又一副無精打采、萎靡不振的樣子，以為患者是偷懶不想上班或上學，因而出言責備。

　　重鬱症患者的體重往往也會發生變化，多半的情況是變消瘦，因為心情低落、腸胃不適、食慾不佳、食不知

味，所以吃得很少，體重明顯往下掉。不過，比較年輕的患者也可能相反，因為嗜睡、整天不動，影響到新陳代謝的速度，而容易變胖。也有人會出現暴食行為，想用吃東西來紓解情緒壓力，使得體重快速增加。

重度憂鬱時，對一切都失去興趣，第一個捨棄的往往是性欲。對性愛和親密行為沒有絲毫欲望，也無法得到高潮，更不再花心思打扮自己。漸漸地擴大範圍，對一切人際互動和社交聚會都沒有興趣，不想出門，只想退縮在憂鬱而灰暗的角落。

從以上這些症狀可以知道，重度憂鬱症發作時，確實非常辛苦，患者不論在身體、心理和精神上都備受折磨。因此，要能夠同理患者的苦楚，幫助他們接受治療，陪伴並鼓勵他們走上康復之路，這是非常重要的。

當然，光是有這些症狀，還不足以診斷重度憂鬱症，需要考量其他許多因素。在醫學上診斷有沒有生病這件事，就交給專業人員去傷腦筋吧。

另外，再一次強調，「重度」憂鬱症這「重度」兩字，常常把容易悲觀的病患給嚇壞了，會把它誤認為「不治之症」，其實這只是疾病命名的文字選擇，重度憂鬱症是可以治療的，甚至有機會完全復原。

【第三章】

為什麼會得到憂鬱症？

憂鬱症的發作是許多因素的共同作用，
任何精神疾病的發生，
都融合了生物、心理人格及社會壓力事件等
三個層面的病因，憂鬱症也不例外。

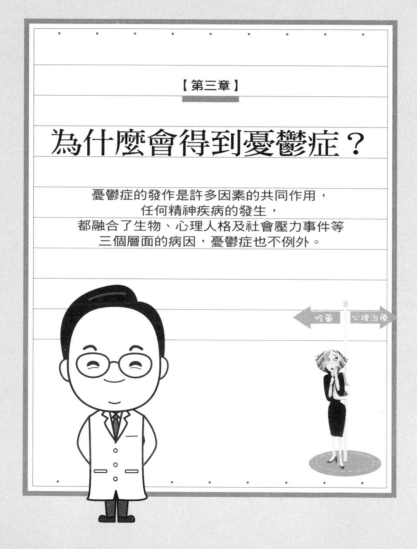

【病友心聲】
我做事一向全力以赴,
做人面面俱到,事情還沒發生就開始盤算,
在公司裡,老闆器重、部屬仰望;
在家裡,教養子女、支持配偶,
我這麼認真,為什麼是我得到憂鬱症?

人類雙胞胎研究帶來的啟示

目前對於體質或環境的病因學探討,最常使用的方法是雙胞胎研究。

大家都知道,雙胞胎分為兩種,一是同卵雙胞胎,擁 有100%相同的基因;一是異卵雙胞胎,跟一般兄弟姊妹一樣,遺傳基因的相似度平均是50%。所以,如果某個疾病有比較高的遺傳傾向的話,同卵雙胞胎同時發病的機率,應該要比異卵雙胞胎來得高。

換句話說,透過研究雙胞胎罹患同一種疾病的情形,可以了解精神疾病的遺傳機率。扣除掉先天遺傳因素之後,就可知道後天環境的影響範圍有多大。

針對重度憂鬱症病因的雙胞胎研究,美國知名精神

病學與人類基因學的教授甘尼斯‧肯得樂（Kenneth S. Kendler），曾經花費數十年時間，長期追蹤一千對社區樣本的女性雙胞胎（同卵異卵都有），並發表重要的研究報告。這份研究合併遺傳、環境、社會等因素，希望找出憂鬱症的危險致病因子。

　　這份研究的資料非常龐大，綜合分析之後發現，憂鬱

〔圖五〕導致憂鬱症發作的九大影響因素

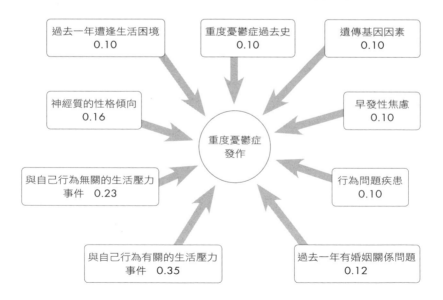

過去一年遭逢生活困境
0.10

重度憂鬱症過去史
0.10

遺傳基因因素
0.10

神經質的性格傾向
0.16

早發性焦慮
0.10

重度憂鬱症
發作

與自己行為無關的生活壓力
事件　0.23

行為問題疾患
0.10

與自己行為有關的生活壓力
事件　0.35

過去一年有婚姻關係問題
0.12

症可能的致病因素至少有幾十個。經過再進一步的歸納整理，肯得樂博士找出直接影響發病風險的九項重要因素，如圖五。

每一個危險因子的影響係數越大，代表在憂鬱症發病的過程中，扮演越重要的角色。

從圖五可以看出，造成憂鬱症排名第一的影響因素，是「與自己行為有關的生活壓力事件」（dependent stressful life events，影響係數0.35），在這種壓力事件中，個體的行為扮演一定的角色，例如，與長官衝突、與父母親爭執、兄弟姊妹爭奪遺產、考試失利、與鄰居打官司等。這些生活壓力事件的發生，有可能與個體發病前逐漸累積的憂鬱情緒或個人特質有關，透過個體的行為，生活壓力事件形成惡性循環，使個體承受更大的痛苦和壓力，最終導致重度憂鬱發作。

第二高的影響因素是「與自己行為無關的生活壓力事件」（independent stressful life events，影響係數0.23），類似「運氣不好」這個概念，這種生活壓力事件中個體沒有扮演積極角色，可能是隨機發生，或是社會集體共同承受的重大壓力，例如天災（颱風、地震、洪水等）、傳染性疾病（如SARS、伊波拉病毒、禽流感）、人禍（政治

鬥爭、社會混亂、恐怖攻擊等）、股市崩盤、金融危機等不可抗力之因素。當這些災禍降臨，常會引發大眾集體的焦慮和憂鬱。所謂「孰令致之」，其實各種不同的生活壓力事件，與自己行為的關連性，往往是一個連續性的光譜，但為了容易呈現，學者在研究上把它二分來看。

此外，「過去一年有婚姻關係問題」（影響係數0.12），以及「過去一年遭逢生活困境」（影響係數0.10），也都是近期生活所面臨的壓力，也可能誘發憂鬱症的發生。

以上四個因素都跟生活壓力有關，不管在個人生活層面，或天災人禍的威脅，都讓人措手不及、無法適應且深受傷害。由此可見，「壓力」是造成憂鬱症最重要的主因，也是現代人必須注意防範的精神健康殺手。

壓力和性格的影響力，比遺傳更顯著

除了外在事件的壓力之外，個人的心理特質也跟憂鬱症有關。「神經質性格傾向」（neuroticism）特徵的影響係數為0.16，是排行第三的憂鬱症危險因子。

口語「神經質」好像是罵人的話，但在心身醫學領域中，「神經質性格」並沒有任何貶抑的意思，而是指一種比較敏感的性格，能察覺別人的言下之意、弦外之音，並

對外界刺激很容易有情緒反應。

　　從某些角度來看，「神經質性格」絕對是一種正面功能。各行各業許多傑出優秀的人士，就是因為對很多事情比一般人還要敏感仔細，未雨綢繆，先天下之憂而憂，因而能夠迅速覺察大眾需求和市場風向，於事先考慮各種風險，還能掌握別人無法掌握的細節，才會獲得重大的成功。

　　不過，凡事有利就有弊。神經質特質的人因為對外界訊息很敏感，所以，也比較容易感受到壓力，甚至引發焦慮、憤怒或憂鬱情緒。他們通常自我意識較高、較易有不安全感、帶有防衛心和敵意、較脆弱、易受傷。當這樣的性格遇到重大壓力，就比一般人更容易爆發憂鬱症。

　　最常見的神經質性格有下列幾種：完美型性格、自戀型性格、依賴型性格、焦慮型性格、戲劇型性格、逃避型性格、侵略型性格等。

　　至於很多患者和家屬所擔心的「遺傳」因素，影響係數0.10，表示在憂鬱症這件事情上，確實受到遺傳因素影響，但影響力並不算太大，重度憂鬱發作，主要還是與壓力、性格比較有關係。確實，跟其他重要的精神疾病（如自閉症、思覺失調症、躁鬱症）比較起來，憂鬱症的遺傳

率算是較低的，即使家中有一等親罹患憂鬱症，其他家屬的發病風險也只比一般人高出一些，機率並不高，患者家屬不必太過擔心。關於精神疾病遺傳的問題，極力推薦與本書同一系列，我的同事劉智民醫師的大作《精神疾病的家族密碼：談精神醫學與遺傳基因》。

憂鬱發作，焦慮先行

圖五中的「早發性焦慮」因素（影響係數0.10）是指在發病前更早期，通常是十八歲以前患者內心就容易擔心害怕或焦慮到生病的程度。如果我們沒有辦法適度地放鬆和紓解，遇到壓力就更加緊張，甚至整天惶惶然不可終日，老是心神不寧，隨時覺得有什麼事要發生似的，或是不停地擔心很多事情，例如懷疑出門時瓦斯關了沒有？明天股票會不會跌？忘了繳水電費，會不會被停電停水？擔心孩子上學衣服穿得夠不夠？會不會被傳染腸病毒或流行性感冒？地震來了怎麼辦？全球暖化會不會更嚴重……儘管有些危險從來沒有真正發生過，還是整天把心思反覆放在這些潛在的不確定性和擔憂上，想停又停不下來，經常處在焦慮狀態，長期的情緒焦慮便是憂鬱症發作的溫床。

「行為問題疾患」（影響係數0.10）通常跟童年未解

決的憤怒、焦慮和挫折感有關，如果沒有學會控制衝動和負面情緒，而造成破壞性的行為問題，或被貼上「叛逆」、「搗蛋」、「壞孩子」等標籤，導致日後被孤立、被排斥、被責備、疏離或暴力化的人際關係，往往就會形成憂鬱症的潛在因子。

憂鬱症有可能會復發，而且越復發越容易再復發

此外，還有一個需要注意的發病因素，雖然影響係數只有0.10，卻不能掉以輕心，那就是「過去的憂鬱症病史」。憂鬱症是會復發的疾病，重度憂鬱症可能一輩子只發作一次，但也可能重複發作，即使經過治療痊癒了，往後還是可能因某些壓力因素而再度發作。而且，復發過一

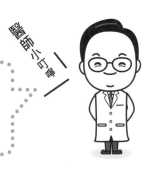

醫師小叮嚀

憂鬱症的病因很複雜，並不是單一因素造成，所以，千萬不要責怪病人和家屬，以免增加無謂的衝突和壓力。

次，以後就更容易復發，必須要小心留意。 這也是為何臨床治療時，即使病患的情況穩定，病症也完全好了，還是會再三叮嚀，務必要繼續服藥一段時間，目的就在於預防復發。

憂鬱症來自於壓力、性格與體質 三者交互作用

　　肯得樂教授的研究資料非常豐富，深具影響力，這是
目前探討重度憂鬱症發病相關危險因子很重要的模型。我
要強調一點，圖六是非常簡化的示意圖，其實每一種病因
並不是完全分開獨立的，而是彼此之間盤根錯節地交纏，
說明憂鬱症絕對不是只起因於單一病因那麼簡單。

〔圖六〕精神疾病的病因學

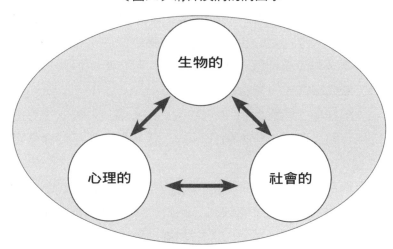

　　所以，千萬不要再以單一因素去責怪憂鬱症患者和他們身邊的親友，以為「都是因為怎樣怎樣，所以才會生病。」事實上，憂鬱症的發作是許多因素的共同作用，這也是目前主流醫學的觀點：任何精神疾病的發生，都融合了生物、心理人格及社會壓力事件等三個層面的病因，憂鬱症也不例外。

生物性因素：與基因和體質有關

　　包括先天遺傳、體質、大腦損傷和病變等等。一個人的先天體質跟基因有關，體質上抵抗力強的人，碰到環境壓力可能越挫越勇，俗話說：「風雨生信心。」「天將降大任於斯人也，必先苦其心志。」就好像海水碰到岩石，激起漂亮的浪花。世界上有很多人都是在壓力很大的困境中，激發出內在的潛能。

　　相反地，體質抵抗力弱的人，挫折忍受力較低，可能碰到一點小事或一些不順利，就深受打擊，甚至罹患憂鬱症。

　　通常，非常年輕就患有很重的重度憂鬱症的病患，體質因素所占的比重可能較高。至於中年或老年之後才罹患憂鬱症的人，環境壓力因素的影響之外，也需要注意身體

健康因素扮演的角色。

　　此外，部分慢性疾病和藥物，也可能引發憂鬱症。例如，心臟病、中風、糖尿病、癌症與阿茲海默症的患者，以及有酗酒習慣和藥物濫用的人，罹患憂鬱症的機率也較高；而一些降血壓、治療關節炎與帕金森氏症的藥物，也可能與憂鬱症狀有關。

社會性因素：與生活壓力有關

　　前面提過，壓力是導致憂鬱症最重要的因素。若觀察憂鬱症朋友的生活環境，往往存在諸多的慢性衝突，關係很緊張，家庭不再是安全的避風港，而是埋伏著蓄勢待爆的地雷，或冷淡疏離，讓人無法真正放鬆。

　　當然，也有原本很和樂的家庭，因突發重大事件，使生活產生巨大變化，包括退休、失業、結婚、搬家、事業失敗、股票被套牢、親友驟逝、疾病、家庭衝突等，與憂鬱症發病時序上相關。

　　生活壓力這件事很微妙，即使是一件快樂的好事，也可能帶來壓力。例如，結婚絕對是件大喜事，但對女方來說，如果必須與公婆同住，生活習慣和觀念的不同，可能引起婆媳問題，再加上傳統的孝道觀念，即使受了委屈也

不敢反駁，就可能導致憂鬱了。 退休也是一件好事。辛苦
了大半輩子，終於可以放下肩上責任，過著優遊自在的生
活。但對於沒有培養嗜好興 趣、朋友不多、個性較為被動
的人來說，生活突然失去重心，離開了社會角色和地位，
人際關係也逐漸斷線，便可能陷入憂鬱和沮喪的失落中。

　　生兒育女更是人生最快樂幸福的美事之一，但帶孩
子的辛苦和壓力，卻是外人無法想像的。從襁褓中的吃喝
睡拉撒、啼哭、生病的照料，到牙牙學語的智能發展，到
學齡期的學校適應、人際交往、課業壓力，到青春期的
叛逆、升學問題……每個階段都帶給父母很多的壓力和考
驗。

　　尤其，目前臺灣家庭裡的家務分工，大多數還是落
在女人頭上。以前的女人要伺候公婆、相夫教子、料理家
務；今日的職業婦女，則是蠟燭兩頭燒，職場和家務都要
兼顧，照顧孩子的責任也常一肩扛起。難怪，在許多調查
中，女性罹患憂鬱症的比例都要比男性來得高，她們所承
受的壓力確實不容忽略。

　　好事都可能帶來壓力，不好的事就更不用說了。當我
們珍愛、熟悉的事物突然消失，或遭遇重大挫折，心中彷
彿出現缺口，孤單、寂寞、悲傷、悔恨等諸多負面情緒纏

繞，失落感將我們團團包圍，一不小心，就掉入憂鬱的漩渦中。

除了家庭生活之外，社會上的政治經濟結構，對我們的影響也很大。

政治方面，有研究發現在貝魯特以及中東地區，當戰亂發生時，人民的生命財產受到威脅，甚至可能妻離子散、家破人亡，每天生活在不穩定和不安全的壓力中，憂鬱症的比例也會大幅升高。

即使是一般的民主國家，也會出現政治上的焦慮。譬如，我們國內的選舉熱度一向很高，甚至家人親友同事會為了政治立場而吵架，每次大選過後，幾家歡樂幾家愁，憂鬱的人口說不定也會有短暫上升的趨勢。

經濟方面，這是一個全球高速競爭的年代，在變化急遽的工作環境中，上班族承受著有形以及無形的壓力，加上勞資雙方不平等，從航空業、運輸業、科技業到醫護人員，越來越多行業的人員有「過勞」現象，疲憊和緊張長期累積下來，罹患憂鬱症的機率也可能會升高。

心理性因素：與性格及認知模式有關

譬如，前文提過的「半杯水」故事，兩個人困在沙

漠裡，悲觀的人很絕望地哭泣：「只剩半杯水，我們死定了。」樂觀的人卻滿懷希望：「還有半杯水，上天助我也，一定可以找到綠洲。」相較之下，悲觀的人容易陷入負面情緒，帶給自己更多的壓力。

同樣一個壓力事件，有的人越挫越勇，有的人陷入憂鬱，還有人很粗線條，根本不覺得是壓力。這就是性格因素。

前面提到的神經質性格，是憂鬱症的易發族群。此外，某些個性特質如自卑、太過依賴、容易自責、喜歡逃避、無法表達負面情緒、過度敏感、經常悶悶不樂等，也容易出現憂鬱情緒。

還有一種容易壓力過大的個性，就是不懂得拒絕。臨床上，經常有許多中高階主管來求診，個個都是求好心切、超級認真負責的積極型主管，為了不給屬下添麻煩，事必躬親、廢寢忘食，一天工作超過十幾個小時，為公司和部門打拚。這種人在職場上深受部屬愛戴、老闆倚重，相對地，要背負的工作量、業績壓力和人際包袱也比其他人來得大，這類族群過勞的情況非常嚴重，是罹患憂鬱症的高危險群。

所以，有時憂鬱症是一種「好人病」，越是認真嚴

謹、兢兢業業的「濫好人」，越容易罹患。因為他們太有責任感，不會說「不」，凡事使命必達，把壓力全往自己身上扛，把辛苦往肚子裡吞，直到有一天，突然覺得自己力不從心，或一切都失去意義，憂鬱症也就忽然來襲。

除了個性之外，某些不合理的認知模式也容易導致憂鬱。例如，有些人習慣將很多事情都跟自己扯上關係，以天下興亡為己任，以為事事關己，連孩子成績不好，都認為是自己沒盡到責任，給自己很多壓力。

有的人思考缺乏彈性，凡事採二分法，非黑即白，不容許灰色地帶，不是朋友就是敵人，不成功就是失敗。有的人則是以偏概全，看到一個人亂丟垃圾，就覺得這個人很糟糕，全盤否定對方。有的人則會斷章取義、妄下結論，聽到隻字片語，就以為大家都在批評他、不喜歡他，而獨自傷心或生悶氣。

這些不合理的認知模式，平時或許只是一種反射性的習慣，沒有大礙，但遇到壓力事件時，往往就容易引發焦慮、憂鬱、挫折等情緒反應。

與重度憂鬱症相關的大腦功能變化

憂鬱症的治療及復健，已經是精神醫療領域刻不容緩的議題。不過，要治療憂鬱症，首先須先了解憂鬱症到底是怎麼來的？

一般人遇到憂鬱症，第一個最常提到的問題是：「為什麼會生病？這到底是生理因素？還是心理因素？」尤其是家屬，很希望趕快得到一個明確的答案。

例如，兒子去上班，結果憂鬱症發作，家屬可能認為：「都是上班時受到刺激。」不過，為什麼大家都上班，有人會發病，有人卻沒事呢？

就像報章雜誌上常常提到的：「現代生活壓力大，是憂鬱症的主因。」這句話聽起來似乎滿有道理，但問題是，壓力無所不在，誰都無法倖免。每個人都面臨許多壓力，但有些人為什麼會罹患憂鬱症，有些人卻不會呢？

於是，更多的影響因素紛紛被提出來：是因為遺傳嗎？是個人體質嗎？是性格問題嗎？還是因為意志薄弱？跟家庭環境和養育方式有關嗎？還是遭遇到重大事件的打擊所引起……此外，在我們的文化觀念底下，有些民眾也會懷疑神祕力量的作用，例如祖墳不好、卡到陰、因果業

報等等，不一而足。

關於憂鬱症的病因，研究結果相當多樣，而且每位患者的狀況都不太一樣，異質性相當高。唯一可以確定的是：任何精神疾病背後的病因，絕對不是單一因素可以解釋，而是多方面的影響因素共同造成。

圖解大腦功能變化

重度憂鬱症並不只是情緒不好或心理有問題，而是臨床上的一種生理疾病，主要是大腦生病了。

我們對於大腦內部構造的了解，隨著科技發展越來越清晰，尤其到了二十一世紀，核磁共振技術的發達，讓我們更確定精神性疾病與大腦的病變息息相關。

大腦主要是由數百億個神經細胞（又稱神經元）所組成，有如一個大型的訊息傳輸中心，透過「神經傳導物質」接收身體各部位所傳來的訊息，並發送訊息到全身，藉此管控心跳、循環、情緒、思維、記憶與肢體動作等各種機能。所以，保持「神經傳導物質」的化學平衡非常重要，如果傳輸過程中發生問題，或失去平衡，就會因訊息溝通不良而產生疾病。

那麼，為什麼會罹患憂鬱症呢？到底大腦發生什麼樣

的變化？

　　簡單地說，憂鬱症最主要的致病因素是壓力。當我們面臨壓力時，身體會釋放大量的神經介質（賀爾蒙），讓我們全身戒備，用來對抗、奮戰或緊急逃跑。這是動物和人類在面對真實或想像的危險時，為了求生存所產生的自衛反應。一旦壓力消失，警報解除，大腦也跟著放鬆，不再分泌這些化學物質。

　　根據當代重度憂鬱症病因學的假設，如果壓力一直存在，不管是因體質、性格使然，還是外在環境的刺激，讓大腦一直處在緊張狀態，而長期持續分泌這些壓力賀爾蒙，久而久之，就會影響到腦部功能，而走向憂鬱這條路。

　　壓力、憂鬱症和大腦功能之間的關聯，可用「圖七」來簡要加以說明。

　　在正常情況下，大腦的神經細胞應該有許多樹突和軸突，像茂密的小樹枝延伸出去，跟其他細胞密切接觸，傳導介質就在其中迅速流動、傳遞和接收各種訊息。

　　其中，跟憂鬱症最相關的神經介質有兩種：第一種是稱為糖皮質素（glucocorticoid）的賀爾蒙，可以提高粒腺體功能，提供細胞較多能量應付突來的挑戰，讓一個人在

緊急情況下，可以迅速採取行動。但長期壓力可能造成持續高濃度的糖皮質素，反而降低細胞功能，影響大腦的修復和調適能力。這可能就是某些身體和精神疾病的根源。

〔圖七〕憂鬱症藥物對大腦神經元的影響

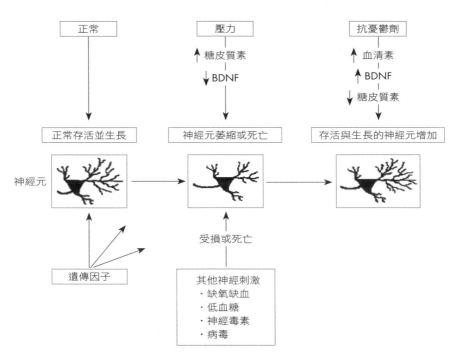

第二種是BDNF（brain-derived neurotrophic factor，腦衍生神經滋長因子），這是一種蛋白質，可以滋養神經細胞，促進細胞生長、分化和重塑。當BDNF的分泌充足，心情就會好，神清氣爽，若長期壓力和不快樂，就可能抑制BDNF，造成自律神經失調和憂鬱。

　　從圖七可以看到，當壓力不斷來襲，一方面會造成糖皮質素分泌過量、濃度過高，使細胞失去活性，降低功能；另一方面，BDNF功能不足，會使細胞得不到滋養而受損或凋零。結果，細胞的樹突和軸突就日漸萎縮，變成稀稀疏疏，導致神經傳導不良，因而出現嚴重的憂鬱症狀。

　　這時候，開始進行藥物治療，情況有可能會慢慢改善。抗憂鬱藥物的功能，就是反轉這些神經傳導物質的分泌，一面降低糖皮質素的作用，使大腦細胞恢復活性；一面增加 BDNF的效能，讓大腦細胞重新受到滋養和生長，樹突和軸突就會再度茂盛起來，因而達到治療效果。

　　研究顯示從開始投藥到症狀明顯減輕及治療效果出現，大約需要四個禮拜，這正是動物實驗中，萎縮的腦細胞重新生長所需要的時間。當大腦細胞開始修復，憂鬱症就可望漸漸遠離。

近年來，有越來越多的研究證據指向「神經連結體」
（connectome）這樣的理論，可以用來解釋人類許多認
知、情緒與行為的特徵。對於精神疾病，包括重度憂鬱
症，「神經連結體」理論，無論在病因學或是治療上的探
討，預料未來會更加豐富。舉例而言，2015年10月在《精
神科頂級期刊》（*JAMA Psychiatry*）就有一篇研究指出：
大腦顳葉（temporal lobe）與扣帶迴（cingulate gyrus）某
部分的功能連結不足，與個案容易自責有關，這種連結功
能不足，也能預測重度憂鬱症容易復發的程度。當然，站
在科學研究的角度，這些發現要能夠被挑戰，也要能夠被
重複驗證，這些發現在臨床治療上的意義才會更明顯。

當心靈的感冒轉成肺炎

就像人都會感冒，通常多喝水多歇息就會好，但若
病毒細菌太強，或身體抵抗力太弱，感冒就有可能變成肺
炎，嚴重的時候甚至需要住院。就像人都會跌倒，跌倒了
再爬起來，拍拍灰塵繼續向前走，但如果跌得太重，或是
骨質疏鬆，則有可能骨折，暫時爬不起來，打上石膏，吃
一點止痛藥，休息一陣子，又可以走路了。

重度憂鬱症也是如此。它是一種大腦的疾病，它的

表現涵蓋行為和情緒上的複雜表現。它的病因是由多重因素造成，所以，在治療上也必須多管齊下，分別從生理機能、心理性格和環境壓力各方面，進行治療和調整，才是根本治癒之道。

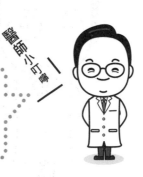

醫生小叮嚀

憂鬱症發作時，最好的辦法就是盡快就醫，千萬不要拖延，以免大腦受到更多傷害喔！

【第四章】

憂鬱症要怎麼治療？

目前，臨床上針對憂鬱症的治療，
包括：抗憂鬱藥物治療、電氣痙攣治療、
穿顱磁刺激術治療、支持性心理治療、
人際治療、認知行為治療、婚姻與家族治療、
動力心理治療與精神分析、團體治療等。

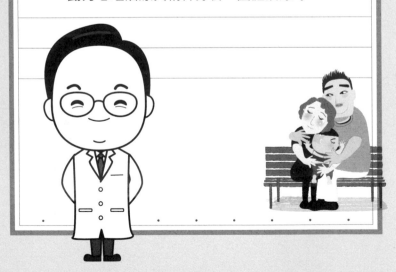

【病友心聲】
有人說心病需要心藥醫，
我得了憂鬱症，可不可以不要吃藥，靠著心理治療就好了？

不管是肺炎或是骨折，當一個人生病了，就要趕快去看醫師、盡早接受治療，這是大家都知道的事。但面對精神疾病，患者和家屬的態度會有點不一樣。

十年前，也就是2005年，臺灣曾進行一份全國精神疾病的調查研究，發現十名重度憂鬱症患者當中，大約只有2.5至3人願意主動求診，等於高達七成以上的憂鬱症患者並沒有得到專業的診斷和幫助。

最近幾年，憂鬱症已成為精神科和身心科門診最常見的疾病，表示越來越多的患者和家屬已經不再諱疾忌醫，這一點很值得欣慰。

過去半個世紀，關於憂鬱症的治療方式，已有相當的進步。在今日，憂鬱症是治癒率很高的疾病，所以，憂鬱症患者和家屬不用太擔心，只要把握「早期發現、早期治療」的原則，盡早求醫，千萬不要拖延而讓憂鬱症變成慢性化，使大腦長期受損，除了平白承受更多痛苦之外，也會增加治療的難度。

憂鬱症治療方式的選擇

很多患者來到診間，經常會提到一個問題：「憂鬱症到底要怎樣治療？是要純談話做心理治療？還是要吃藥？」

前面提過，憂鬱症並不是由單一病因造成，而是多重因素共同作用的結果，所以，在進行診斷的時候，十個患者可能有十個不同的病因組合，表現出來的症狀也會有個別性的差異，因此，無法一概而論。通常，醫師會根據患者的發病原因、病情輕重以及個人的獨特需求，來決定選擇哪一種治療模式。

目前，臨床上針對憂鬱症的治療，可以分為生物性和社會心理性兩大類。

臺灣主管機關核准的重度憂鬱症生物性的治療主要是抗憂鬱藥物治療以及電氣痙攣治療（Electro-convulsive Treatment：ECT）。此外，國內外許多學者也在累積「重複性經顱磁刺激術」（Transcranial Magnetic Stimulation:rTMS）、「經顱直接電流刺激術」（Transcranial direct current stimulation: tDCS）、以及「深層腦刺激術」（Deep brain stimulation: DBS）等介入

性治療在重度憂鬱症臨床常規治療的經驗；社會心理性的治療方式則包括支持性心理治療、人際治療、認知行為治療、婚姻與家族治療、動力心理治療與團體治療等。

至於治療方式的選擇，主要依照病情的輕重和症狀的情況而定。

舉例來說，如果是比較輕度的憂鬱情緒，例如，受到外在環境的刺激和壓力，而出現一些憂鬱症狀，但還沒達到生病的程度，可以考慮先接受諮商輔導，或許調整一下生活、減輕一些壓力、改變某些行為和心態，不舒服的情形就有可能得到改善。像是轉換環境、休個假、接觸大自然、多跟親朋好友聚聚聊聊、放下競爭和比較、每天曬曬太陽和多做運動、少看灰色負面的電視新聞等，都是很好的紓壓之道。此外可考慮更進一步的心理諮商或心理治療，針對造成憂鬱情緒的主要原因，例如完美主義的心態、婚姻問題、親子衝突、缺乏彈性的認知模式、孤單寂寞、童年創傷等，通常都可以獲得不錯的效果。

當感冒轉成肺炎

至於已經到生病程度的憂鬱症，例如重度憂鬱症，就不能輕忽了，建議一定要接受醫師的評估及治療。

臺灣憂鬱症防治協會特別針對重度憂鬱症的臨床治療，提出五項原則，提供給各位讀友參考：

1. 重度憂鬱症是腦部疾病，不僅只是心理因素所造成，應以治療一般疾病的診治態度，積極面對。
2. 盡早獲取正確的診斷。
3. 提供各種治療模式及全面性的服務。
4. 社會心理處遇對輕度重鬱症有療效。
5. 生物治療（如藥物治療）為重度憂鬱症治療之主要模式。

美國醫學會2010年出版的《重度憂鬱症治療指引》，又將重度憂鬱症區分為輕中重三級。若病人的重鬱症不算太嚴重，可考慮用藥物治療，或考慮專門針對憂鬱症的心理治療，或者兩者合併運用。在某些急迫的情況下，也可以考慮選擇電氣痙攣治療。但是對於比較嚴重的重度憂鬱症患者，不管有沒有精神病症狀（如幻聽、妄想），藥物治療絕對是首選。若是自殺風險比較高，或是有僵直症狀的患者，電氣痙攣治療法可能是首選。當然，也可以同步進行憂鬱症的心理治療（如認知行為治療等）。

換句話說，臨床上面對重度憂鬱症，無論病情是輕中重，藥物治療都可以是選擇，讓患者的身心症狀先得到緩

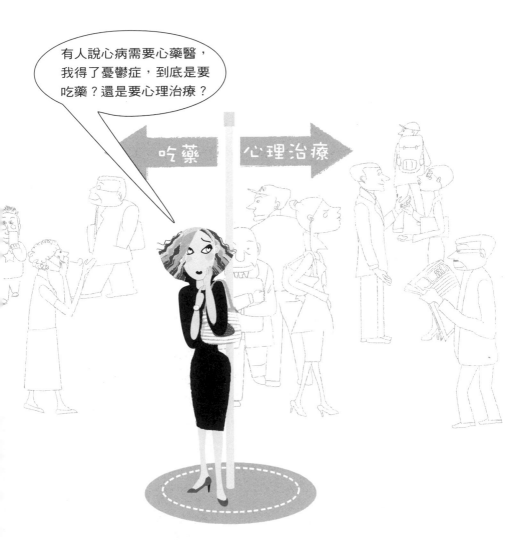

解，以減輕痛苦，並防止病情繼續惡化。等到患者的情緒
比較穩定後，可以考慮再搭配心理治療，調整認知和性格
模式，以及面對壓力的技巧，這才是治標又治本的康復之
道。

　　英國系統的NICE治療指引記載：心理治療是輕中
度重鬱症治療的選擇之一。問題導向治療（problem-
solving therapy）、認知行為治療或是人際關係治療
（Interpersonal therapy）是目前實證科學認為對憂鬱症有
效的治療。

〔圖八〕美國精神醫學會之重度憂鬱症治療建議

疾病嚴重程度	治療方式的選擇			
	藥物治療	憂鬱症的心理治療	藥物治療合併心理治療	電氣痙攣治療
輕度到中度	是	是	是	某些患者適用
重度但無精神病症狀	是	不	是	是
重度且有精神病症狀	是	不	是，抗憂鬱劑加上抗精神病藥物	是

医 | 學 | 小 | 常 | 識

憂鬱症的治療選擇

＊生物性的治療

　1.藥物治療

　2.電氣痙攣治療

＊心理治療

　1.支持性心理治療

　2.人際治療

　3.認知行為治療

　4.婚姻與家族治療

　5.動力心理治療與精神分析

　6.團體治療

重度憂鬱症的治療流程

重度憂鬱症的治療時期，大致可分為三個階段：急性期、持續治療期、維持性治療期。每個階段所需要的治療時間不同；原則上，急性期約六至十二週、持續治療期約四至九個月、維持性治療期則大約一年左右。

圖九中的實體線條，代表一個人的情緒狀況。正常的時候是處在「一般情緒狀況」，當情緒開始低落，曲線便往下掉，逐漸出現失眠、食慾降低、負面思考、動作

〔圖九〕重度憂鬱症的藥物治療歷程

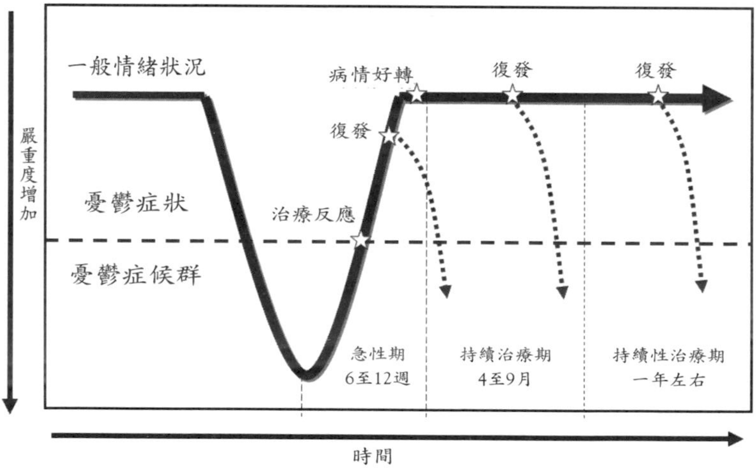

變慢、體重減輕、退縮沮喪的現象，表示有了「憂鬱症狀」。

隨著嚴重程度增加，症狀會越來越強烈，開始對一切事物都失去興趣、沒辦法思考和專注、整個心靈陷入黑暗的迷霧之中、悲觀哭泣、再也快樂不起來，甚至有了想死的念頭，而且持續超過兩個禮拜，這就進入了「憂鬱症候群」，也就是到了發病的程度。

急性期：療程大約六至十二週

患者會到醫院求助或是被家屬帶來，一般都是在症狀很嚴重的「急性期」，甚至有可能出現自我傷害的行為，或一再浮現自殺的念頭。這時候，最重要的第一步，就是盡快解除患者的痛苦，所以，藥物治療是首選。

尤其，如果評估患者自殺的危險性較高或病情相對嚴重，必要時可安排短期住院，住進精神科急性病房，以密集藥物治療及行為觀察，以及提高周遭環境的安全保護規格，降低自殺風險，以免發生憾事。

使用抗憂鬱藥物之後，一般大約三週，有機會看到最初步效果，通常最先改善的是睡眠品質和食慾，其次是體力與動作速度，最後恢復的則是悲觀看法與認知功能。

　　重度憂鬱症在臨床上的異質性很高，所以不是每個患者都會依照這個順序恢復，大部分的患者可能延遲到四至六週後，才會感覺到藥物的明顯改善作用。這也是前一章曾提到過的大腦神經細胞重新生長所需要的時間。有些病患會抱怨，為什麼用了藥還沒好，還多了副作用，真是「未蒙其利，先受其害」，這種治療反應延遲的現象，正是許多精神科疾病治療的普遍挑戰。

　　在急性治療期間，最需要特別注意的是：有一些病患經過初步治療後，體力恢復了，但悲觀心態還在，自殺風險反而有可能會暫時升高。

　　但是兩難的狀況又來了，如果為了安全理由，硬要病患留在醫院或待在家裡，病患可能會感到更挫折，覺得自己都沒進步，這種「體力恢復」、「悲觀依舊」的暫時性狀態，確實有可能增加自殺風險，讓醫師和家屬很擔心。對於這種兩難的狀況，目前還沒有最佳的解決之道，只好靠周遭親友的耐心支持與鼓勵，並定期回診追蹤治療，這都是很重要的預防之道。

　　藥物有了初步的成效，並不代表症狀已經完全消失，這段時間的狀況有可能時好時壞，明明情緒已經逐漸好轉，但有時又會掉下去，症狀再度發作。通常要等到六至

十二週之後，憂鬱的情緒才會真正緩解，漸漸恢復到正常的平穩狀態，而能夠重新感受生活的快樂和喜悅。

在藥物治療期間，醫師會觀察患者對藥物的反應，如果效果不明顯，醫師會試著加重劑量，如果連續服用一段時間之後，仍然沒有改善，可能就要嘗試不同的藥物，直到找出有效的藥物為止。

持續治療期：療程大約四到九個月

憂鬱的情緒遠離之後，療程尚未結束，而是進入「持續治療期」。這個階段的目標在於鞏固治療效果，預防日後復發。我們會建議病人至少持續藥物治療四至九個月，用藥量跟急性期一樣，觀察一段時間之後，再根據病人的個別情況，決定是否逐漸減低藥量，以及能否停藥。

至於這段期間多久回診一次，因人而異，如果病況很穩定，二至三個月回診一次即可。

在治療期間，有一件很重要的事：就是千萬不可以隨意停藥。很多患者不喜歡吃藥，或擔心長期吃藥會傷害肝腎功能，常常在自己感覺症狀好轉時，就自行停藥，結果沒多久，又再度復發，讓治療結果大打折扣。

　　研究發現，療程尚未結束就自行停藥的患者，半年內再度發病的機率可以高達50%。所以，絕對不能掉以輕心。

　　在這裡要再次提醒病友和家屬們，抗憂鬱藥物並不是像魔法棒一揮，一吃就神奇地讓症狀消失，它是慢慢調整大腦神經細胞內的化學平衡，這需要時間，如果太早停藥而導致復發的話，反而會加深對大腦的傷害。國外的研究數據也證實，重度憂鬱症的服藥時間最起碼需要四至九個月的時間，然後再視情況慢慢減輕藥量，最後達到完全停藥的目標。如果沒有漸進式地停藥，而是突然直接停藥，有可能會發生停藥症候群（discontinuationsyndrome），包括頭暈、噁心、疲倦、肌肉痛、寒顫、焦躁、易怒等，通常持續一小段時間就會漸漸自然消失。除了藥物之外，有些個案還會配合心理治療，例如，認知行為療法或婚姻家族治療，協助患者調整性格和認知模式、減輕家庭和環境壓力，這樣的整體治療功效會更好，且更能強化精神的堅韌和彈性。 通常，停藥過程至少需要二至四週，從減輕劑量到完全停藥，要仔細觀察患者的反應。

　　停藥之後的兩到三個月，是復發的關鍵期，所以，醫師仍然會安排回診，確認患者的狀態是否穩定。

醫 | 學 | 小 | 常 | 識

急性期的治療，要注意的事項

1. 在急性發作期，最重要的是要隨時評估危險程度，若
   患者因疾病導致有自我傷害的風險，最好選擇住院治
   療，以便得到良好的保護。

2. 使用藥物治療時，需要考慮其他精神疾病的共病狀
   況、或其他內外科疾病（如甲狀腺、胰臟等問題）以
   及是否有酒癮或藥物濫用等。這些狀況都可能影響藥
   物治療的選擇。

3. 情感性疾患在治療過程中，可能有一些無法事先預期
   的變化。例如，在治療過程中，有些重度憂鬱症患者
   會突然轉變成躁鬱症，尤其是首次重度憂鬱症發病的
   患者，即使詢問他是否曾經有過情緒高昂的躁症表
   現，個案與家屬也常常無法確認，或是把過去比較輕
   微的躁症發作，當成是一段精力充沛、敬業樂群的黃
   金時代。於是，醫師以抗憂鬱藥劑來治療，等到低潮
   症狀舒緩之後，患者卻開始進入躁症期。這也是在治
   療重度憂鬱症時，臨床上特別需要注意的地方。

醫｜學｜小｜常｜識

雙極性疾患（躁鬱症）之鑑別診斷

　　雙極性疾患（bipolardisorder，俗稱躁鬱症〔manicdepressivedisorder〕），個案有鬱期（depressiveepisodestage），也有躁期（manicstageepisode），有時同時會出現躁、鬱症狀（稱混合期mixedstage）。躁期的特徵為情緒異常高昂興奮。鬱期則和重鬱症一樣。雙極性疾患須以「情緒穩定劑」（moodstabilizer）治療，跟單純重鬱症的治療不太一樣。因此，每位重鬱症患者皆須排除雙極性疾患，雖然臨床上常常不容易一下子就確定，有時候要持續觀察數年才能鑑別出來。其重點在探詢是否曾經發作過「躁症」（mania）或「輕躁症」（hypomania）。

　　DSM-5中發作躁症（manic episode）的診斷準則是：

A. 在明確的一段時期內，異常且持續地具有高昂的（elevated）、膨脹的（ex：pansive）或易怒的心情且持續至少一星期。

B. 心情障礙期間，下列症狀中，有三項（或三項以上）持續存在（若僅易怒心情則須四項），並呈顯著狀態：

1.過度自我膨脹的自尊心或自大（greandiosity）。

2.睡眠需求減少。

3.不能克制地愛說話或比平時多話。

4.意念飛躍或自覺思緒飛躍。

5.注意力分散。

6.目的取向（工作、社交、學業、性生活）之活動增
  加或躁動。

7.過分參與快樂有趣的活動，即使因此可能帶來不好
  的後果（如拚命花錢購物、性活動或投資買賣）。

　　「躁症」（mania）發作指的是上述症狀至少持續一
週，並使得個案職業及社交功能嚴重受損，或須住院治
療。「輕躁症」（hypomania）發作症狀較輕，不太影響
職業及社交功能，而且只要四天即符合標準。

　　探詢病史發現，若個案曾有「躁症」或「輕躁症」
發作，建議轉介精神科醫師做進一步治療。

維持性治療期：大約一年左右

是否需要第三階段的維持性治療，視每位患者的狀況而定。

如果，經過一段時間的觀察和評估，個案已經可以完全停藥，生活和情緒也都恢復正常，且很有病識感和危機意識，只要一察覺到自己情緒怪怪的，開始吃不下飯、睡不著覺、浮現負面思緒，就會趕快求助，那麼，就可以宣告療程結束，個案已經康復，不需要繼續治療。

但有些個案的狀況則比較特殊，經不起再度發病，例如，他要負擔家中經濟，萬一生病就會失業，讓全家陷入困境，或者他周遭的環境無法配合，一直帶給他很大的壓力和刺激，一時之間無法改變或紓解，不斷帶給他無窮的

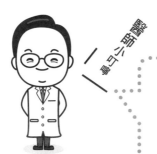

醫師小叮嚀

很多患者詢問：「抗憂鬱劑要吃多久？」平均來說，至少要六個月左右，當然也要視患者的情況而定。最重要的是，千萬不要任意停藥，以免病情惡化！

困擾。這時候，醫師可能會建議他拉長維持性的治療期，繼續服藥一年，以降低復發的風險。

　　此外，針對特殊體質或有家族病史的個案，或曾經復發多次、每次復發都很嚴重的患者，也會建議最好連續服藥超過一年以上，幫助他們保持精神和情緒的穩定。甚至有一些個案被反覆發作給嚇壞了，決定像吃高血壓及糖尿病的藥物一樣，願意花更長的時間服用抗憂鬱藥物。

藥物治療的副作用

每次講到藥物治療，患者最擔心的就是副作用。這是影響治療成效的重要因素之一。

確實，早期的第一代藥物如三環或四環抗憂鬱劑，常見副作用包括頭昏、口乾舌燥、噁心、便秘、心跳加速、性欲降低等現象，這些身體的不適往往讓患者的生活品質降低，因而抗拒使用藥物，甚至自行停藥，造成醫療上的種種問題。

幸運的是，醫學不斷在進步，新一代的抗憂鬱劑，上一代藥物的這些副作用大幅減少，使得患者服用藥物的意願大幅提升。

不過，每個人的體質不同，新一代藥物雖然療效還可以，但還是有些患者抱怨，服用之後會引起腸胃不適、失眠等困擾。這時候，醫師會根據病人對藥物的反應及耐受性，重新選擇和調整藥物，直到找到適合的藥物為止。

不可否認的是，臨床上至今仍無法研發出所謂的「完美藥物」，讓所有患者吃了藥後，都能百分之百地痊癒，也沒有一套完美的預測模式，可以知道哪一種憂鬱症狀搭配哪一種藥物絕對有效。根據統計，目前市面上的每一種

抗憂鬱藥物，具療效的比率大約六成，換句話說，有三成以上的病患吃了第一種藥物之後，仍然沒有明顯的作用。

所以，臨床上總有些患者運氣較為不好，服藥一段時間之後並沒有好轉，接下來的選擇包括「提高原有藥物劑量」、「更換抗憂鬱藥物種類」、「合併不同抗憂鬱藥物治療」、「加上輔助性治療藥物」等作法，直到病情持續改善。 如果試過各種藥物之後 ， 病情都沒有起色，或許是體質因素，讓藥物無法發揮作用，這時可考慮其他生物性治療法，例如電氣痙攣治療。

醫｜學｜小｜常｜識

抗憂鬱藥物會不會增加自殺風險？

　　美國食品藥物管理局（FDA）於2007年5月開始，規定在美國上市所有的抗憂鬱藥物，包括第一代與第二代藥物，要加上「可能會增加自殺風險」的警語，特別是針對年輕的使用者。這項規定引起了許多不同意見的討論。在美國FDA提出這一項規定所依據的臨床藥物試驗資料裡，發現與吃安慰劑的對照組相較，實驗組（也就是吃抗憂鬱藥物的那一組）的自殺想法、計畫以及實際行為微幅增加。然而有學者提出不同看法，認為從藥物試驗資料推斷這一類的因果關係是不足的。

　　舉例來說，臨床藥物試驗常會篩選個案，排除本來就有自殺想法的個人，因而無法表現藥物對於降低自殺風險的好處。又有學者認為，自殺行為本來就是憂鬱症的症狀之一，隨著病程起起伏伏，治療開始有效時，病患可能比較能表達內心感受包括自殺想法。在治療逐漸恢復的路上，有力氣了，但還在悲觀，也可能會短暫地增加自殺行為的風險。

　　如果我們細讀FDA做決策所引用的臨床藥物試驗資料，不幸自殺身亡的個案非常罕見，藥物與安慰劑兩組

加起來，發生率低於萬分之一。如果把非致命性的自殺想法、計畫以及實際行為通通算進去，不同嚴重程度的自殺事件發生率大約千分之五，藥物組與安慰劑組的發生率僅相差千分之一點三，但因為樣本數很大（接近十萬人），容易在統計上接近一般定義的顯著程度。

有學者彙整觀察性的研究資料，甚至反過來證實了抗憂鬱藥物明顯降低成年人以及老年人的自殺風險。而在FDA公布這項規定後，美國年輕族群接受憂鬱症診斷與治療的比例明顯下降，但年輕族群自殺死亡率反而突然反轉上升。

總而言之，目前沒有證據斷定抗憂鬱藥物導致自殺行為，其中還有許多待釐清的問題。目前最好的辦法，就是我們一直提倡的，醫師、病患以及親友三方彼此密切合作，求醫過程盡量固定一家醫院或醫師定期追蹤，充分觀察與溝通，畢竟每一個人的狀況都不一樣，落實因時因地制宜的個人化治療策略，並持續吸收新知，就是對抗各種風險的最佳良策。

醫│學│小│常│識

抗憂鬱藥物會不會成癮？

　　抗憂鬱藥物不會成癮。不過抗憂鬱劑會調節大腦內的血清素，也對乙醯膽鹼產生作用，如果突然停藥，有可能兩、三天後會短暫出現一些暫時性的不舒服，例如，頭暈、感覺異常、手抖、焦慮、嘔吐、多夢等。所以要遵照醫師指示，慢慢減藥大約兩、三個星期後，才可以完全停藥，避免身心不舒服的反應。

電氣痙攣治療

電氣痙攣治療俗稱電療，乍聽之下有點可怕，很容易聯想到好萊塢電影中把電擊當作懲罰的畫面，但事實上完全不是這樣。電療是現代精神醫學中的一種標準化的醫療技術，就跟復健科也會使用電來刺激肌肉一樣，都是很好的治療方法。尤其是針對急性重度憂鬱症、有僵直症狀（catatonic symptom），有強烈自殺風險，或難以忍受藥物副作用的個案，臨床上使用電療之後，通常都可以得到不錯的療效。

電氣痙攣治療的原理，乃是藉由在患者頭皮上貼上類似一般做心電圖的貼片，釋放微小的電流通過患者腦部，治電量大概等於市售的放在收音機裡面9伏特小電池的輕微電量。這過程會促進腦部的整合性放電（synchronized discharge）以及腦細胞的生理變化，藉以改變腦部功能的運作，以達到症狀控制與病情改善之效果。

在四〇及五〇年代時期，電氣痙攣治療曾經是精神疾病最盛行的治療方法，但六〇年代以後，由於精神科藥物的蓬勃發展，電療的使用量便大幅減少。目前電氣痙攣治療主要是幫助對藥物反應不佳的個案對抗精神疾病之用。

現在的電氣痙攣治療技術已經比以前進步很多，更加安全的「改良式電氣痙攣治療」（modified ECT），全程都在麻醉的狀態中進行，沒有古老年代的電療會引發抽搐的問題。在電療前會先給予病人麻醉，讓病人肌肉放鬆。一般實施治療時間只有不到一分鐘，加上麻醉恢復的時間一般只要三十分鐘。

在電氣痙攣治療過程中，病人不會有感覺，就如同睡了一覺醒來一樣。患者在充分被告知利弊得失之後，簽署醫療同意書，並於前一天晚上十二點過後，進行空腹禁食準備。少數患者在電療後會有頭痛、肌肉緊繃、覺得噁心嘔吐、短暫的迷惘和記憶力不佳等現象，但這只是暫時性的，很快就能恢復正常。

電氣痙攣治療最大的優點是相對快速見效。一般而言，藥物治療至少需要六到八週，而且必須每天服藥，不能間斷；而電療則是每週大約進行三次，療效好的個案，經過大約六次治療之後，也就是二個星期，有機會看到病情改善。一般療程通常建議是十次，以鞏固療效。若有特殊需要，也可增加到十二次。筆者服務的醫院還會參考總痙攣時間達三百秒作為另一個客觀的治療時程參考，當然每一個病患的狀況都不盡相同。

研究發現，除了憂鬱症之外，電療對於思覺失調症、藥物成癮、焦慮症和人格疾患都有顯著助益。治療之後，再配合維持性的藥物治療，以控制病症復發的風險，對於藥物治療反應不佳的精神疾病患者來說，是可以考慮的選擇。

　　不過，電療法多用於急性期的治療。所以，當病情穩定之後，要配合維持性的藥物治療。有國外的研究指出，好不容易電療成功，若之後不吃任何抗憂鬱藥預防，半年內的復發率約80%，但若妥善用藥，半年內復發率約20%。

醫｜學｜小｜常｜識

電氣痙攣治療常見的適應情況

A.鬱症，包括：

1.對抗鬱劑治療效果不佳。

2.鬱症之臨床狀況嚴重，患者不肯進食或有明顯自殺傾
   向者。

3.嚴重鬱症而出現僵直狀態或明顯的言行遲滯。

4.伴有妄想或幻覺等精神症狀之鬱症狀態。

5.因年齡或身體特殊狀況（如懷孕）不適用抗鬱劑時。

B. 躁症，包括：

1.藥物治療效果不佳。

2.活動量太大，干擾性太強，需要快速控制之病情。

3.僵直狀態。

4.過分興奮，不吃不睡。

5.因身體特殊狀況對藥物不能耐受者。

C.思覺失調症，包括：

1.抗精神症藥物治療效果不佳。

2.激動症狀嚴重，宜快速控制之病情。

3.緊張狀態。

4.不吃、不喝。

5.因身體狀況不能耐受抗精神症藥物者。

6.明顯自殺傾向者。

7.精神病症狀嚴重，干擾性過強，需要快速控制之病情。

　　一般來說，電氣痙攣治療並沒有什麼絕對的禁忌症，即使是懷孕的婦女或使用心律調節器的患者，也都可以使用。不過，有下列情況的病友，最好還是小心評估：

1.有腦壓升高、大腦血管瘤或顱內出血病史者。

2.最近三個月內患有心臟冠狀動脈栓塞、大動脈瘤或急性呼吸道發炎之病症。

3.須特別注意牙齒鬆脫之併發症。

心理治療也是一個選項

在雙胞胎研究中提到，憂鬱症的病因中，先天遺傳和體質因素只占大約30%，其他70%主要是來自心理性格和環境刺激。所以，心理治療的重點，在於協助患者重新思考自己的性格，分析眼前處境和自身的認知模式，提供情緒紓解的方法，引導患者調整過度敏感和容易自責的性格，學習適應環境的技巧等等。針對最主要的病因進行治療，才可能徹底去除復發的危險。

對於輕度憂鬱症患者的治療方式，藥物是一種選擇，心理治療也是一種選擇。至於中度和重度的憂鬱症患者，除了第一線的藥物治療之外，也可以配合心理治療作為輔助。特別是有重大社會心理壓力、人際問題、認知偏差、性格障礙、內在衝突、服藥順從度不佳的個案，心理治療更顯重要。許多研究證實，心理治療、環境改變、諮商輔導、人際支持等社會心理處遇方法雖然無法治癒重度憂鬱症，但可避免病情加劇，增加患者邁向康復的信心，提升面對壓力的技巧，對患者有很大的助益。一般來說，心理治療可以幫助病友達到下列目標：

1. 找出導致憂鬱的生活事件，並嘗試解決或改善問

題。透過設定實際可行的目標，逐步練習，可以提高病友的信心，鍛鍊社交技巧，強化心理功能。

2. 找出導致憂鬱的認知和思考模式，並加以修正。例如，憂鬱的人通常具有完美主義、容易自責、以偏概全、過度敏感的傾向，或認為別人都在批評他、看不起他，治療師能幫助個案看見自己的盲點和慣性模式，且逐步修正，發展出更合理的認知和正向思考。

3. 回顧和整理自己的人生，挖掘童年成長背景對自己的影響，走出陰霾和創傷，以正面心態迎接未來。

4. 幫助個案重拾生活的控制感與樂趣。透過行為和認知的改變，重新做出選擇，建立讓自己更快樂的生活方式。

常見的心理治療模式

　　心理治療有許多類別，與憂鬱症有關較常用的心理治療模式有下列幾種：

1. 支持性的心理治療：又稱為支持療法，透過傾聽、勸解、安慰、鼓勵、提供建議和教導的方法，幫助個案消除焦慮和恐懼，釋放憤怒和敵意，建立信心、克服危機，是一般最常用的個別療法。

2. 人際關係治療：這是一種短期的積極性療法，第一步是確認患者所面臨的人際關係問題，常見的狀況有四種：哀悼反應、角色失能、角色轉換、人際溝通不良。確認問題後，協助患者建立新的角色模式，提升自信，增進溝通能力和社交技巧，以改善過去的缺損，降低人際互動的衝突和壓力。

3. 認知行為治療：憂鬱症患者常有自責、無助、無望等負面想法，讓情緒更加低落，造成惡性循環。認知行為治療可以改變患者的信念，發展出正向、有彈性的想法，並透過採取行動、反覆練習，學習到解決問題的技巧，不再陷入憂鬱的漩渦。

4. 婚姻與家族治療：當患者的病因主要來自家庭問題

時，可以邀請伴侶或家人一起來接受諮商，針對問題根源，尋找解決衝突的方法，例如，改善溝通方式、化解潛藏的負面情緒、修正不合理的期待、調整角色和責任、增進親密的互動技巧等，讓婚姻與家庭關係不再成為壓力，而是促進康復的助力。

5. 動力心理治療與精神分析：透過深度的會談與治療，幫助患者覺察到心中潛藏的欲望、創傷、焦慮等無意識的動力，並探討童年經驗對現今生活的影響，重建病患在人際互動中的信任感、親密感、界線感，提升面對負面情緒的能力，以及人際關係的承受力，達到整體人格結構的改善。

6. 團體治療：顧名思義，是由一群病友一起參與的心理治療，通常以小團體進行，大約八到十二人左右，由治療師引導，在彼此信任、支持的環境下，透過正向的分享、建設性的互動、經驗的交流，可以得到改變的動力與建議。許多病友在剛加入團體時，難免覺得有點尷尬和不習慣，但幾週過後，就會感受到團體的支持和同理的力量，而覺得受益良多。

值得注意的是，參考美國精神醫學會重度憂鬱症治

療指引的建議，可以作為單獨治療的心理治療方式，是所謂「聚焦於憂鬱症的心理治療」（depression-focused psychotherapy），包括認知行為治療以及人際關係治療，一般需要學養資歷皆有專精的治療師來執行，並且還須積極進行一段時間才會有療效。患者若有此需求，可以跟醫師討論，引介適合的精神科醫師或臨床心理師來進行。

憂鬱症會不會好？

對病友和家屬來說，最關心的一個問題就是：「憂鬱症會不會好？」

答案是肯定的，憂鬱症是治癒率很高的疾病，相當多的患者經過適當的治療之後，都可以不再有任何症狀，完全恢復正常的身心功能、社交人際生活與工作能力。

所以，千萬不要諱疾忌醫，讓自己平白承受疾病的痛苦。而且憂鬱症的治療期並不長，通常只要六個月到一年左右，就可以恢復健康。

不過，值得注意的是，憂鬱症的復發率也不算低，尤其是具神經質個性、較缺乏自信心、容易敏感、內向退縮的人，以及生活較不穩定、環境中有許多難以解決的人際衝突或競爭壓力的患者，比較會有復發的問題。

憂鬱症發作過程令人痛苦，只要經歷過一次，那種不舒服畢生難忘。所以，好不容易康復了，重新擁有正常的生活品質，就要想辦法不要讓自己再度生病。在日常生活中，要盡量維持健康的身心靈狀態、注意營養和睡眠、適度運動、快樂紓壓，並有意識地調整自己的個性、想法和行為，想辦法讓所有容易導致復發的危險因子遠離。

　　除了自身的努力外，確實還有一些因子，容易讓憂鬱症復發。例如下列四個因素：1. 先前的病史：有過多次發作的患者，日後復發的機率也會較高。2. 治療後，仍持續處於輕鬱症狀：表示憂鬱的傾向已經慢性化了。3. 同時合併其他精神疾患：如躁鬱症、恐慌症、焦慮症等。4. 同時合併慢性身體疾病：如高血壓、糖尿病、心臟病、失智症、癌症等。擁有以上這四個危險因子的病友，確實比較辛苦，除了要跟憂鬱症長期抗戰之外，還要同時處理其他疾病的症狀。臨床在治療這類案例時，必須同時針對所有疾病一起治療，還要評估所有藥物之間的交互作用，並且依據各種疾病的輕重程度及個案需求，進行治療策略的調整，是一條比較漫長的治療旅程。為了預防憂鬱症復發，有些患者必須長期服用藥物，尤其是針對發作次數超過三次以上、有比較明顯的家族病史、老年發病，或是迅速復發、每次發作情況都相當嚴重的患者，藥物治療的時程可能要拉長到四至五年，就是希望盡量降低復發風險。

有些患者為何不願意就醫？

　　過去幾十年來，憂鬱症的治療已有相當的進步，患者就醫的情況也日漸普及。不過，根據憂鬱症人口的比例來估計，還是有許多潛在的憂鬱症患者，並沒有得到適當的診斷和治療。

　　原因之一，是有許多患者並不知道自己罹患憂鬱症，卻因身體不舒服，不斷在醫院的內科、胃腸科、復建科之間來回求診。其中，能夠被發現而轉診到精神科來的人數很少，大部分的患者都一直忙著處理身體的毛病，卻不知真正的根源是憂鬱症所引起。

　　其次，就算被診斷出罹患憂鬱症，也不保證就會接受完整的療程。有相當比例的憂鬱症患者會自行中斷治療，可能的原因包括：覺得吃了藥也沒有用（因為藥效需要一段時間才會顯現，或還沒找到適合的藥物之前就失去信心）、不喜歡藥物的副作用（新一代抗憂鬱劑的副作用已明顯降低，但有些人的體質還是不太適應）、擔心社會的汙名化（不願意讓人知道自己到精神科求診）等等。

　　這些都是我們在臨床上必須想辦法克服的問題。

　　即使在美國，主動尋求醫療協助的重度憂鬱症患者，

也只有五成左右。美國曾經針對這個問題進行調查，想了
解憂鬱症民眾不願意就醫的原因。研究發現，高達72%的
患者表示「想要自己解決」，認為「自己會好起來」的有
60.1%，57.6%的患者「不覺得需要幫助」，52.5%是因為
「環境不允許」，47.9%「經濟上不允許」，45%「覺得治
療沒什麼用」。

　　以上這些原因，可以作為憂鬱症防治工作的參考。如
何讓潛在的憂鬱症患者提高病識感，願意主動求診並接受
治療，確實是必須繼續努力的方向。

其他的輔助療法

　　除了正規的生物治療和心理治療外，坊間也經常聽
到一些非正規的輔助療法，例如，營養療法（宣稱補充某
些營養素或維他命，可以預防或治療憂鬱症）、運動療法
（透過瑜伽幫助放鬆和睡眠，透過游泳或跑步釋放壓力，
促進血清素上升等）、身心靈療法（如冥想、芳香精油按
摩、寵物治療、藝術治療、音樂及擊鼓療法等）、宗教與
民俗療法（透過宗教信仰給予支持的力量，透過民俗儀式
消災解厄等）。

　　這些五花八門的選擇，令人眼花撩亂。一般來說，這
些另類療法或輔助療法，若是從實證醫學的角度來看，並
沒有足夠的科學證據證明可以單獨治療重度憂鬱症，其功
能主要在於幫助患者身心放鬆，帶來快樂愉悅的感受，只
要不違背善良風俗，不傷害身心健康，倒也無可厚非。但
千萬不要迷信商業廣告的誇大宣傳，因而導致延誤就醫，
耽誤病情就不好了。

　　參考美國精神醫學會2010年公布的重度憂鬱症治療準
則，其中提到的輔助性療法，有下列六種：

　　1. 聖約翰草，又名金絲桃（St.John'swort，學名

hypericumperforatum），一種天然草藥，可能的副
作用包括：腸胃不適、不易保存（對光敏感）、焦
躁不安等。

2. S-腺苷甲硫氨酸（S-adenosylmethionine，
SAM），一種食物添加劑，副作用有心悸、腸胃
不適、頭痛。有學者指出躁鬱症患者不可使用。

3. Omega-3脂肪酸（Omega-3fattyacids），它富含在
亞麻籽、鱷梨、黃豆、各種油類和魚類當中。

4. 葉酸（Folate），一種天然的水溶性維他命B-9，富
含於深綠多葉蔬菜、豆類、柳橙、花生、大麥之
中。

5. 照光療法（LightTherapy），透過模擬太陽光波長
的燈具，照射三十到六十分鐘，持續一週到三週左
右。可能的副作用包括：頭痛、噁心、眼睛乾澀、
睡眠障礙等。

6. 針灸治療（Acupuncture），對於無法忍受藥物副
作用的病患，在合格人員的操作下，也是一個輔助
療法的選擇。

這些輔助療法並不能取代正規重度憂鬱症的治療方
式，還需要更多的實證資料證明它們的療效，它們被期待

可以協助病患，減輕憂鬱的症狀，增進治療效果，最終目標，就是希望幫助患者安心且耐心地走過長期治療之路，早日揮別憂鬱，迎向光明快樂的人生。

【第五章】

如何照顧憂鬱症患者

陪伴，就是最好的照顧。
身為家屬，也要懂得照顧自己，
才能一起邁向康復之路。

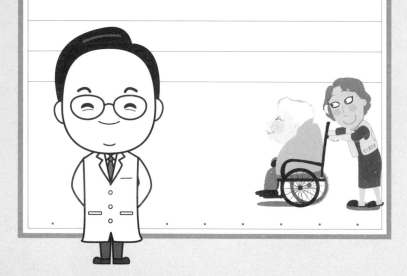

我的家人得了憂鬱症，我一直叫他要活動，要看開，

但他始終沒有照著做。有時我覺得他很可憐，

有時又覺得很生氣，我也越來越憂鬱了。

　　一個人生病了，不只當事人痛苦，對身邊的家人和親友來說，也是一段非常辛苦又煎熬的過程。

　　每次在診間，經常可以看到愁眉深鎖的家屬，無助地跟醫師訴苦：「我已經盡量開導他、陪伴他、好言相勸，鼓勵他多出去走走、運動或曬太陽，但他還是整天悶悶不樂、無精打采，動不動就發脾氣，一下子怪我不了解他、不關心他，一下子又叫我不要管他，然後就自己關在房裡哭。我這樣做也不對，那樣做也不對，動輒得咎，到底該怎麼辦……」

　　「他已經吃藥吃一段時間了，為什麼情況還是時好時壞？再這樣下去，連我都要得憂鬱症了。」

　　「媽媽的情況好不容易穩定下來，但最近為了弟弟的事，又開始抓狂。我好擔心她再次復發，回想起過去她發病的那段日子，我到現在都還心有餘悸……」

　　確實，當我們在關心憂鬱症患者的時候，不要忘了，

家屬也默默承受很大的身心壓力。所以，我們一定要再三叮嚀家屬，在照顧病人的同時，也要懂得適度照顧自己，保持穩定和健康，才能夠陪伴生病的家人一起走過憂鬱症，邁向康復之路。

家屬感到無奈、自責和生氣是正常現象

身為憂鬱症患者的家屬，經常面對的第一個難題，是必須承受患者不合理的認知和負面情緒。

憂鬱症是一種跟情緒有關的疾病，病人總是戴著灰色眼鏡看世界，發病的時候，對任何事情都提不起興趣，經常陷入沮喪、無助、絕望的心情中，甚至不斷抱怨生活上的種種瑣事，疑心別人都不喜歡他、不在乎他、看不起他、在背後批評他，或者自怨自艾，覺得自己很沒用，只會變成別人的負擔……

身為家屬和親友，無論如何苦口婆心開導，說了多少鼓舞和安慰的話語，暫時毫無作用，加上還要承受病人的抱怨和責怪。久而久之，家屬難免也會跟患者一樣，陷入無可奈何的情緒，心中充滿疲倦和委屈，甚至跟患者產生口角衝突。

第二個難題，是家庭關係和功能陷入困境。

當重度憂鬱症發作時，經常導致患者失能，例如無法工作，使經濟出現危機；無法與人好好溝通，讓家中氣氛變得緊張；無法承擔料理家務和照顧孩子的責任；嚴重時，甚至連照顧自己都有困難，日常生活如穿衣吃飯都需

要有人在一旁照料叮嚀……

　　這些失落的功能，必須由家屬們來分擔，難免引發家人之間的壓力和爭吵，甚至出現經濟壓力、婚姻問題和親子衝突。如果家中有未成年的孩子，也可能因為父親或母親罹病，無暇關照孩子的生活和教育發展，而出現課業退步、叛逆行為或人際問題，加深這個家庭的壓力和困境。

　　第三個難題，是對憂鬱症的認識和資源不足。

　　許多家屬剛開始對憂鬱症一無所知，所以當家人發病時，家屬往往搞不清楚狀況，以為病人是偷懶裝病、無病呻吟、逃避現實、小題大作、愛鑽牛角尖、故意討愛，以為患者只要「看開一點」、「堅強一點」或「振作起來」就好了。等到確認家人是真的生病，除了心疼之外，又開始擔心社會眼光和汙名化的標籤，有時會刻意隱匿家人病情，不敢讓親朋好友知曉，這往往讓自己和家人陷入孤立無援的處境中。

　　根據董氏基金會的調查，當家人罹患憂鬱症時，家屬認為最困難的部分是「不知道如何與患者溝通」，其次是「沒有時間照顧」及「對憂鬱症了解不足」。在照顧患者時，最常出現的情緒是「沮喪」、「煩躁」；面對罹患憂鬱症的家人時，家屬反應最多的是「難過」，其次是「不

知所措」、「生氣」。

　　家屬們面臨的這些難題，以及它們所帶來的挫折、無助、自責、憤怒等情緒，有時又會反過來刺激患者，讓治療的難度更加升高。

　　所以，照顧家屬的需要，也是憂鬱症治療工作中，不可忽視的一環。

照顧者也需要喘息

家屬是第一線的照顧者，往往也是憂鬱症最直接的受害者。

許多研究顯示，憂鬱症患者的家屬是很容易被忽略的高危險群，他們的身心負擔十分沉重，出現憂鬱情緒的機率比一般人高出四到五成。

尤其，憂鬱症並不是吃了藥就會立刻康復的疾病，它的療程需要一段時間，如果患者的服藥狀況不佳，或環境刺激一直沒有改善，讓病況無法好轉，有的家屬會不斷自責，覺得自己做得不夠好；有的家屬會因為長期累積的焦慮和疲倦，而感到心灰意冷，甚至想要放棄；有的家屬之間會互相指責，尋找代罪羔羊，認為都是某人的錯；有的則會怪罪患者，認為患者本身不夠努力，太過軟弱或自我沉溺……

這些都是很正常的反應。在臨床上，經常看到家屬們雖然身心俱疲，卻依然盡心盡力、無怨無悔地付出關懷，以無比耐心和毅力，陪伴家人走過辛苦的療程，直到家人恢復健康，再度展現笑容。這一分不懈的努力和堅持，真的讓人非常感佩。

家屬是患者最大的支柱。為了陪伴家人走過憂鬱症的幽谷，家屬們一定要先做好必要的心理調適。以下是一些實用的建議：

一、多了解憂鬱症的相關知識，減輕自己的情緒負擔

　憂鬱症發作的時候，患者的心思可能會變得敏感而脆弱，家屬只為不得已的忙碌而忽略他，他可能又陷入低潮；家屬好意開口勸導或說教，他就開始自我厭惡；家屬若不想聽他一再訴苦，他就覺得自己被拋棄了……家屬彷彿走在地雷區，整天戰戰兢兢，很擔心自己一不小心或說錯話，就會讓雙方炸得遍體鱗傷。這時候，家屬如果能夠多了解憂鬱症的相關知識，學習跟患者之間的相處之道和說話技巧，就可避開一些易爆的地雷，讓自己比較放鬆，減輕情緒負擔。

二、注意自己的情緒和身心狀態，適度放鬆

　身為照顧者，家屬除了關心患者的身心狀況，也要注意照顧者自己本身的情緒反應。一旦發現自己的心情有異常的起伏，突然變得易怒、暴躁或沮喪，什麼事都不想管，睡眠品質欠佳，缺乏食慾等，就要小心留意，是否壓力太大了。

　這時候，最好暫時放下重擔，對自己好一點，讓自己

放鬆喘息紓壓一下，例如，降低家務標準、請親友支援照顧工作、讓自己放個假，或是去游泳、運動、按摩、聽音樂、跳舞、賞花、小旅行等等。短暫的喘息，是為了走更長遠的路，千萬不要讓自己累到垮掉，變成家裡的第二個病人。

憂鬱症是長期的抗戰，不該由任何一人獨自承擔起所有重任，家屬之間最好能夠取得共識，大家一起分攤照顧的心力，讓每個人都有得以喘息的空間。

尤其，很多家屬也跟患者一樣，擁有完美主義的高標準，總認為自己要一天二十四小時、一年三百六十五天，全心投入，無時無刻地照顧，不然就會升起罪惡感。但這實在不太符合人性，每個人都需要有喘息的空間，才能夠以更好的狀態來幫助患者。

三、對患者和自己建立合理的期待

憂鬱症的治療並非一蹴可及，是需要時間的。對抗憂鬱症是一條漫長而艱辛的道路，每個患者康復所需要的時間都不一樣，家屬和患者對於病情要有合理的期待，沒辦法強迫患者「馬上好起來」，也不要期待他繼續扮演正常的角色和功能，例如發病期間，他沒辦法做家事、不想出門、無法上學或上班、不能陪伴家人吃飯聊天、動作變得

很慢、反應變得遲鈍……這些都是真實的狀況，家人要學習接納，是急不來的。

　　同樣地，家屬對自己也要有合理的期待，不需要扮演二十四小時、全年無休的救世主，更不要把患者康復的責任全攬到自己身上。家屬是凡人，不是聖人，家屬也會疲累、生氣、灰心沮喪、說錯話或做錯決定，這些都是人之常情。不必期待自己時時刻刻都很完美、很堅強、很體貼，那是不切實際的要求。

四、尋找支持團體，必要時求助專業

　　照顧病人是很辛苦的歷程，所以，家屬千萬不要孤軍奮戰，要懂得尋求各種資源，幫助紓解壓力。例如，家人之間要學會彼此打氣，把煩惱說出來，互相分享扶持；或者擁有一些好朋友，可以傾吐苦水，宣洩委屈和壓力。

　　參加病友和家屬支持團體，也是一個很好的選擇。這些團體經常舉辦課程、定期聚會，可以得到很多實用的資訊和建議，從如何減輕用藥的副作用、家人之間如何溝通、營養知識、解決失眠的技巧，到預防復發的注意事項……都是很寶貴的經驗交流和分享。大家因為同病相憐而互相支持，不但可以得到同理的安慰，也可以提升照顧的技能。

　　如果，家屬發現自己逐漸陷入無奈和焦慮的漩渦，無法自拔，甚至出現一些身心不適的狀況，最好趕快求醫，找精神科醫師或臨床及諮商心理師談一談，把挫折、憤怒和哀傷等情緒釋放掉，千萬不要「有口難言」，把自己累到掏空或病倒。

　　總之，憂鬱症是多重因素造成的疾病，致病的原因很多，康復的道路也需要多重因素配合，光靠家屬的力量是不夠的，最好的方式就是跟醫師合作，並尋求社會資源作為後盾。本書最後的附錄中，有「臺灣憂鬱防治聯盟」相關的 機構和聯絡資訊，提供給需要的讀友們參考。

憂鬱症患者的內在之聲

憂鬱症患者因為腦部功能失調，使得他身不由己，無法控制自己的情緒，變得很脆弱、悲觀、容易失控、對所有事物都失去興致、不想與人往來、無精打采、消極而缺乏行動力，把生活搞得一團糟。尤其是發病的時候，所說的話、所做的事，往往是往負面方向扭曲的。他自己也不喜歡這樣，也想快點恢復正常，但又很難做到。

不由自主地消沉、喪氣、易怒、偏激、鑽牛角尖，這些都是憂鬱症的結果，但家屬和親友們卻常會「倒果為因」，以為只要改掉這些習慣就不會憂鬱。這樣的誤解也常引發彼此間的衝突。

所以，要照顧憂鬱症患者，首先就要了解他們的內心狀況。許多憂鬱症患者都是完美主義者，習慣為自己設定高標，生病後卻完全失去控制力，其實是痛苦而恐慌的。在他們的腦海中，經常有這些內在聲音，焦慮地迴盪著：

「我的腦袋怪怪的，沒辦法看書，連電視都看不懂。怎麼會這樣？我是不是得了失智症？」

「我好難受、好絕望，恨不得去撞牆。全世界沒有人了解我的痛苦。」

「憂鬱症是一種說不出來的痛苦，每天最期待的事情就是睡覺，偏偏睡不著，覺得好累，真希望可以睡著，永遠不要再醒過來。」

「睡眠不好，第二天精神就不好，然後表現也不好，我真的完蛋了。」

「家人的同情，讓我更感到愧疚與無望，我討厭成為別人的負擔。」

「別人碰到再大的壓力都做得來，我卻生病，連這點壓力都無法處理，我這一生沒望了。」

「我連想要自殺都缺乏勇氣，真是一個無用之人啊……」

這些內在聲音，就像內建的錄音帶一樣，不斷在患者腦海中重複播放。「我好痛苦」、「我很沒用」、「沒有希望」、「沒人了解我」、「一切都沒意義」、「只會拖累別人」、「我再也快樂不起來了」……這時候，別人的鼓勵和安慰完全沒用，因為他根本聽不進去，反而會感到壓力和生氣，更加深不被了解的孤單和絕望。

家屬要如何與患者溝通

憂鬱症患者有時候對別人的話語很敏感，有時別人無意間的一句話，甚至一個動作眼神，就讓他陷入低潮。這通常讓家屬無所適從，有些話說也不是，不說也不是，不知道要如何跟患者溝通。

其實，每個患者的狀況都不一樣，臨床上只能跟家屬分享一些基本原則。每次看外國電影時，總覺得他們比較會用簡單的方式來表達關懷。例如，看到親人的痛楚，會給一個擁抱，說：「I am here！」，意思是「我會陪伴你，不離不棄。」這樣簡單一句話就夠了。

可是在我們文化中，家屬常常會很焦慮，總覺得一定要為患者做些什麼、要說些什麼、要鼓勵要安慰，才能充分表達自己的心意，但這不見得是當事人所需要的，當事人的身心狀況，也無法接受大家豐盛的好意。

憂鬱症的疾病特性之一，就是充滿負面思考，可能越急著要激勵他、開導他，希望他快點好起來，他越覺得做不到而自責或憤怒，壓力就越大，而變成惡性循環。所以呢，說不定有時候，只要放鬆地陪伴，在他身邊不離不棄，就夠了，這就是一個最重要的支持力量，並不需要多

說些什麼。

這樣的道理說來簡單，但在現實上卻不易做到。家屬看到患者陷入痛苦的泥沼中，難免心急又心疼，很多話語就脫口而出，有時反而引起雙方的情緒張力和衝突。

一般來說，最容易引起誤解和衝突的話語，可以分成四類。家屬如果可以盡量避免，就可減少「多說多錯」的煩惱。

第一種是輕忽或不信任的話語，例如：「你到底怎麼了？整天無精打采，為什麼不振作一點？」「有這麼嚴重嗎？世界上有許多人比你更慘呢！」「你是太閒了吧？忙碌一點，就沒有時間胡思亂想了。」「這麼久了，你怎麼還沒有好？」「心情不好也是一種病？別開玩笑了！」「你是不願意面對現實，所以想逃避吧？」「別自憐自艾了，哪有人這麼脆弱？」「去唱KTV吧，玩一玩就沒事了。」……

憂鬱症發病時，患者會失去信心，很渴望被愛、被了解，經常擔心會被別人拒絕，也會很負面地解讀別人的話語，家人無意間表現出的輕忽或不信任，可能會讓他的情緒更加惡化及悲觀。

第二種是否定的話語，例如：「又不是什麼大不

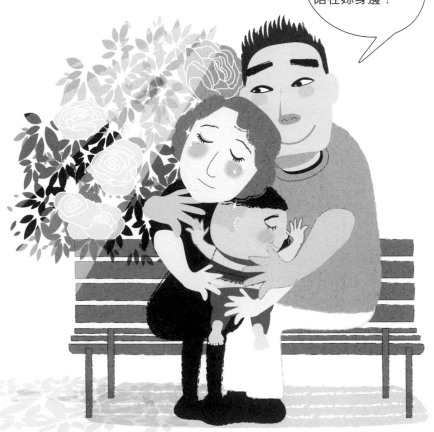

我明白妳生病的辛苦，我會一直陪在妳身邊！

了的事，你何必反應這麼大？」「你想太多了！」「你太敏感！」「不要老愛鑽牛角尖！」「不要整天垂頭喪氣的！」「你這樣想是不對的！」「你對別人要求太高了！」「拜託，別人一句話就讓你受不了，你也太沒用了吧！」……

憂鬱症患者有時候會充滿自我懷疑、挫敗感和孤獨感。此時，別人的開導對他而言可能是一種否定，尤其是批判式的語氣，更容易引起他的不舒服甚至憤怒感。

第三種是情緒性的話語，例如：「我每天辛辛苦苦照顧你，你就不能振作起來嗎？」「我特地煮了你最愛吃的菜，怎麼都不領情呢？」「你給我適可而止，不要再讓媽媽傷心了。」「看你整天唉聲嘆氣，連我都要得憂鬱症了。」「你對我到底有什麼不滿？只是想惹我生氣吧？」「如果你自己不努力，我也不想管你了。」「你知道全家人為了你，付出多少心力？你就不能替我們想想嗎？」「你再沉溺下去，就太自私了。」……

憂鬱症患者的欲望動力較低，對一切事物都失去興趣，即使美食、美景當前，也沒有力氣品嘗和欣賞，經常拒絕親友的好意及邀約，但又很容易自責、悔恨、有罪惡感。親友們的情緒和情感壓迫，很可能會加重他們的心理

負擔，最好盡量避免。

第四種是過度正面的鼓勵，例如：「加油！」「不要憂鬱了，笑一笑嘛！」「不要整天躺在床上，打起精神來！」「比上不足，比下有餘，你已經很幸福了。」「快點好起來！你一定做得到的！我對你有信心！」……

這些鼓勵的話語並沒有不對，但很多人可能就無法理解，為何要避免去說這些話。其實，對憂鬱症患者來說，整天被鼓勵是很痛苦的，因為他們比任何人都想要趕快脫離這分痛苦，卻心有餘而力不足，別人的好意反而造成他們的苦惱，心裡更著急、更沮喪而自我責備，於事無補。

想要鼓勵患者，時機點很重要。如果患者正在發病，狀況很差，一點力氣都沒有，你的積極鼓勵和期許，他根本做不到，就變成一種「恨鐵不成鋼」的壓力，對患者一點幫助也沒有。等病情有進步，正向鼓舞就可增加患者的信心。所以，根據患者的需要而給予不同的支持，是最好的溝通之道。

陪伴和傾聽是一門需要學習的藝術

　　那麼，面對憂鬱症患者，家屬可以做些什麼？

　　最重要的原則，就是陪伴和傾聽。不必太刻意鼓舞他或激勵他，不要對他有太高的期待或要求，也不必一直提醒他要振作，要快點好起來。最好的方式就是放鬆心情，放慢腳步，尊重患者的速度，告訴他：「慢慢來，沒關係，不要急。」讓他按照自己的方式和步調生活，家人只要單純地陪伴，靜靜地給予包容，讓他知道家人永遠支持他、關心他、接納他，這往往就是最有效的幫助。

　　憂鬱症患者的情緒難免起伏不定、焦躁不安，可能是看不慣周遭的許多事情，也可能是在生自己的氣，經常一點小事就情緒不穩。這時候，家屬不需要多說什麼，只要安靜地耐心傾聽，讓他盡情傾吐心中的痛苦和怨言，即使他的情緒沒有道理，也不必勸說和辯解，暫時忍耐一下，不要隨他起舞，等他冷靜下來再說。

　　許多憂鬱症患者在發病之前，都是認真打拚、一肩扛起很多責任、有著完美主義性格的大好人；生病之後，往往陷入自責的漩渦中，覺得對不起家人，不想變成別人的負擔。這時候，家屬只要表達出穩定、真誠的態度，告訴

他：「憂鬱症很辛苦，但你並不孤單，我們一起面對。」讓患者感受到放鬆的善意，以及同理和尊重。

　　此外，憂鬱症發病時，患者的內心很脆弱，很容易悲觀絕望、感到自卑、不被喜愛、一無是處。尤其，以前既聰明又優秀，一目十行，現在卻連看電視、看報紙都覺得吃力，讓患者既生氣又驚慌。當他們陷入自怨自艾的思緒時，親友可以告訴他：「現在你生病了，有些事做不到，不要勉強。等你病好了，很快就可以恢復正常。」

　　有一點要提醒的是，患者發病的時候，專注力和記憶力往往會變差、思考及理解力也都會變慢，當訊息過多或過快時，常覺得腦袋當機，沒辦法反應。所以，跟病患說話時，最好慢慢講，一次不要講太多話，保持平穩、清晰、沉著的口氣，將關心和支持簡單扼要地表達出來，讓患者明確接收到訊息即可。

　　陪伴、傾聽和溝通，本來就是一門需要學習的藝術，連專業人士都要經過許多訓練才可以做到，更何況是一般家屬？所以，不必苛責自己一定要做到盡善盡美，或不容許自己犯錯。在憂鬱症面前，大家只能不斷學習，透過一次又一次的相處和照顧經驗，才會越來越知道要如何陪伴生病的家人，一起走過辛苦的幽谷。但更重要的是：即使

專業人員，也需要有下班的時間，而沒有下班時間的家庭
照顧者們，其實更需要暫時喘息的空間啊！

家屬的兩難：會不會過度保護？

在照顧憂鬱症患者的時候，家屬還有一個常見的擔心：如果，我們對患者一味地包容、接納、尊重，都不敢催促他或強迫他，會不會變成一種放任和縱容？在家屬的保護傘之下，會不會加深患者缺乏自信、內向退縮、被動和逃避的個性，害他一輩子都無法獨立，而永遠必須依賴家人？

這一類的擔心往往也牽涉到很實際的問題：如果患者是學生，到底要讓他休學養病？還是要繼續留在學校？若不上學，整天待在家裡，怕以後課業會跟不上，或比同學晚一級，孩子會更自卑；若強迫他去學校，又怕課業的壓力會對病情不利。如果患者是上班族，接下來是該找份兼職工作，輕鬆度日？還是要維持全職工作？兼職工作做久了，會不會失去職場競爭力？全職工作的壓力，會不會超過患者的負荷……

在日常生活中，也會有不少兩難狀況。例如，患者整天不想動，只想躺在床上，到底是要尊重他？還是強迫他外出曬太陽？如果都不動，身體越來越虛胖無力，可不是件好事，但強迫他可能又會引起反彈，真是左右為難。

　　有時，家族中的長輩對於憂鬱症並不理解，甚至會責怪主要的照顧者：「都是你們，把他寵壞了，事事都順著他，害他變得這麼軟弱，碰到一點挫折就唉聲嘆氣、愁眉苦臉，什麼鬥志也沒有。」被責備的家屬當然會覺得很委屈，簡直是雪上加霜。

　　家屬會在兩難之間擺盪，這很正常，表示他們非常關心生病的家人，才會一直思考這些問題。通常，我會先安慰家屬，請他們不要太擔心，因為這些問題並沒有標準答案，主要還是根據患者的病情狀況而定。

　　當患者的憂鬱症發作、病情很嚴重時，一點力氣都沒有，根本無法控制自己，這時候最需要的就是被保護、被照顧、被接納，家屬不需要多說什麼，多餘的擔憂和鼓勵只會加深彼此的壓力。

　　當患者接受治療一段時間以後，睡眠和食慾開始改善，身體慢慢有了力氣，但這時認知和思考還沒有完全恢復，自信心也還不夠，仍然不時會被悲觀籠罩。此時，家屬可以適度地鼓勵他，例如，試著到客廳看電視、到戶外曬曬太陽、跟大家一起聊聊天、跟寵物抱一抱、做一點簡單的運動等，在生活中嘗試一些他可以完成的活動，增加他的成就感。

此時，由於患者的思考力還沒完全恢復，沒辦法以正面眼光看待自己，家屬可以透過具體的讚美，幫助他看到自己的進步，例如：「太棒了，你之前整天只能躺在床上，現在已經可以坐著看半小時電視了。」「你進步很多耶，已經可以出門散步曬太陽了。」……透過這些讚美，提醒患者情況一直在改善中，提振患者的信心和希望。

　　簡而言之，要不要保護的兩難，以及學業和工作的狀況，都要依照病情而定，家屬最好跟醫師和治療人員密切討論，不必把所有責任都扛在自己肩上。

患者若不願就醫，該怎麼辦？

前一章曾經提到，根據美國的調查資料，有47.9%的憂鬱症患者不願就醫的理由，是「經濟不允許」。比較起來，臺灣人真是幸福，因為拜全民健保之賜，臺灣是世界上極少數憂鬱症就醫非常方便且廉價的地方。我們的病友不需要像美國等其他先進國家人民一樣，為了治療憂鬱症而花費大筆金錢，或是漫長的轉診等待，因而加重經濟上的負擔。

所以在臺灣如果有患者不願就醫，通常不是因為經濟因素，而是心理因素居多。最常見的情況是，患者對於到精神科看診有所抗拒，不願被貼上「心理疾病」標籤。

這時候，家屬可以從身體症狀切入，例如，患者有失眠、缺乏食慾、倦怠慵懶、全身不舒服等問題，不妨先到家庭醫學科求診。現在家醫科醫師都會接受一些精神科的基本訓練，可以進行憂鬱症的初步處置，如果狀況較為嚴重者，再從家醫科轉介到精神科來，這樣一來，患者或許比較能夠接受。

憂鬱症患者會發病，通常都是累積相當的心理壓力和挫折。如果憂鬱情況不是太嚴重，沒有自殺風險，可以先

從心理諮商或心理治療開始，鼓勵他踏出第一步，找專業人士談一談，學習壓力管理，修正一些行為模式和認知習慣。建立關係之後，心理諮商師和治療師會加以評估，是否需要轉介到精神科治療，並向患者和家屬提出建議。

　　如果，患者除了不願意就醫，還整天關在房裡，動作行為怪異，有妄想幻聽現象，那就可能不是憂鬱症，有可能是思覺失調症或其他類別的精神疾病。此時，更要注意安全問題，如果出現自傷或傷人的行為，最好盡快就醫，以免造成遺憾或困擾。

害怕副作用怎麼辦？

　　還有些患者不喜歡藥物的副作用，而自行中斷治療。這時最好跟醫師討論，現在抗憂鬱藥物有很多種，醫師可以根據患者服用後的反應，改變藥物和調整劑量。可以跟患者再次說明，請他忍耐一下。

　　比較麻煩的是有些藥物的副作用跟病情是混雜在一起，不容易一下子區分，例如失眠、焦慮、胃口不好等問題。通常領到藥物的藥包裝上都會標示這些副作用，常常讓容易緊張的病患更加不安。所幸，這些副作用不一定會經常發生，有些副作用過一段時間就會消失。所以，必須給藥物和醫師一點時間，分辨到底是藥物的副作用，還是病情本身的緣故？是過一陣子就會好，還是一直持續不舒服？這時，再來考慮是否要換藥。透過跟醫師的討論，了解用藥的考量和步驟之後，家屬和病人就會比較安心。

　　總而言之，面對憂鬱症的考驗，不論是患者或家屬都非常辛苦。要通過陰暗的幽谷，一定要保持希望。有好幾位患者跟我說，當他們症狀最嚴重的時候，曾經很絕望地問：「我到底會不會好？」我很肯定地說：「會！」這句話對他們很重要，好像看到一絲曙光，支持他們終於穿越

黑暗。

　　我想，這樣的希望對家屬來說，也很重要。保持信心與耐心，陪伴患者一步一步走向康復之路。

【第六章】

預防憂鬱症其實不那麼難：現代社會的解憂之道

我們可以從日常小事開始，學習良好的壓力管理，
適度地紓壓和釋放情緒，
讓壓力變成督促我們成長的動力，
而不是傷害身心的罪魁禍首。

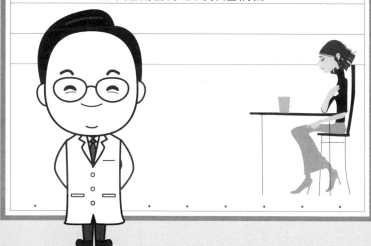

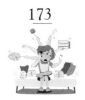

【病友心聲】
有沒有可能人在家中坐,憂鬱自然來?
我要做些什麼事,才能夠預防憂鬱症發生。

　　憂鬱症是本世紀最常見的一種精神疾病,經常有病友或家屬很關心地問:「憂鬱症是可以預防的嗎?要怎麼預防?」「我的憂鬱症已經治療好了,要如何預防它再復發?」

　　我很誠心地告訴各位讀者:所有的疾病都一樣,預防重於治療,憂鬱症當然也是如此。由於憂鬱症是多重因素所引起的疾病,最好的預防之道當然是多管齊下,從生理、心理和環境因素等三方面共同著手,盡量減少疾病發生的機會。其中,最重要而且最有效的方法,就是良好的壓力管理。

當自己壓力的管理者

　　前面我們提到肯得樂博士的研究，生活中的壓力事件往往是導致憂鬱症最重要的因素。尤其，現代社會充滿忙碌、競爭和不確定感，壓力簡直如影隨形，從學童到老人都可能有壓力上身的問題：小孩子要面對課業和考試，以及同儕相處的壓力；上班族要面對工作和升遷的壓力；父母要面對教養孩子和經濟的壓力；高齡退休族要面臨健康和孤獨的壓力。如果沒有好好紓解和管理，生活可能就會變成一只壓力鍋。

　　曾經有機構調查現代媽媽的壓力指數，發現有五成六的母親感嘆壓力很大，常常超過腦力的負荷，整天有如陀螺般打轉，容易生氣、焦躁不安、睡眠不足、思緒混亂，沮喪程度到達嚴重程度。

　　面對憂鬱和壓力，難道只能束手無策嗎？當然不是。我們可以從日常小事開始，學習良好的壓力管理，培養健康的生活態度，適度地紓壓和釋放情緒，讓壓力變成一種督促我們成長的動力，而不是傷害身心的罪魁禍首。

　　要學會情緒及壓力管理，可以在平時多多進行以下的練習：

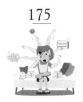

一、良好的自我控制能力

現在社會很重視EQ（情緒智商），也就是碰到困難、挫折或人際衝突時，要能夠坦然接受，從容應對，甚至可以聰明地化解，化阻力為助力，讓身心經常保持平衡狀態。

要展現高EQ，最重要的就是自我控制的能力，不要遇到緊急情況或不如意的事就抓狂，不要聽到別人的批評就發怒，也不要遇到難關就悲觀沮喪、意志消沉。努力鼓舞自己往正向的角度去思考，以幽默和輕鬆的態度面對挑戰，保持彈性進行自我修正，想辦法避免、減少或轉換壓力源，揩升自己的抗壓能力。

二、充分活在當下

當我們專注於當下、渾然忘我，就比較能夠放下擔心和煩憂。建議讀者最好找到生活的目標及重心，或培養一些嗜好和興趣。當我們主動去做自己喜愛的事情，例如打球、爬山、種花、畫畫，或從事自己熱愛的工作，不但不會累，還會有很多快樂和成就感，是很好的紓壓方式。

三、良好的時間管理

現代人多半非常忙碌，蠟燭兩頭燒，要工作又要照顧家庭，常常覺得被時間壓力追著跑，恨不得每天可以多出

幾個小時。所以，良好的時間管理和分配非常重要。這部分將在後面有更詳細的說明。

四、宏觀的視野

有時候，我們會鑽牛角尖，以為凡事非黑即白，執著於非如此不可，但事與願違，便會在心理上給自己造成許多壓力。最好平時就多閱讀，多聽演講，多與人生閱歷豐富的長輩交流，擴展朋友社交圈，多學習他人的經驗，就有機會看到不同的人處理問題的方法，可以幫助我們跳脫自己的慣性模式和看事情的角度，增加思考的廣度與多元性。

例如，看到孩子功課不佳，就非常擔憂或生氣，怕孩子比不上別人，未來沒有前途。這時候，如果可以看看許多成功人士的例子，或者跟一些朋友談談，會發現一枝草一點露，成績並不是孩子的全部，只要轉換心態，鼓勵孩子找出自己的興趣去發展，說不定可以走出自己的一片天。只要觀念改變，看事情的角度也會跟著改變，親子之間的衝突和壓力也會大大減少。

五、善用人際及社會網絡的支持

天有不測風雲，人生在世，總會碰到處理不來的壓力事件，需要別人的建議或幫助。例如，上班族最常碰到的

問題之一，就是父母生病，必須請假去醫院照顧，工作上需要同事幫忙分擔，家務事也需要有人幫忙處理、接送和照顧小孩等。這時候，如果有適當的外力協助，壓力就會輕鬆很多。

人和人之間的往來是互相的，平日就要多多與人為善，主動付出關懷，彼此幫助，建立真誠的友誼和社會支持的網絡。有些親友是很好的傾聽者，可以互吐苦水、訴說心事；有些親友見多識廣，可以提供有效的建議；有些親友熱心助人，可以提供人力或經濟上的支援……當我們身邊有一群強力的親友團，不但可以讓自己免於孤單，遇到任何狀況也不必擔心，為我們的生活帶來安心和穩定的力量。

如果，當憂鬱和壓力上身時，身邊沒有適合的傾聽或 陪伴對象，甚至親友就是自己的壓力源，有理講不清時， 也可以尋求專業人士或政府部門的協助，例如，張老師專線、生命線等。有鑒於許多男性朋友比較不容易跟熟人講心事，過去的內政部也曾成立男性關懷專線（0800-013999）有專人提供諮詢建議。如果情況嚴重，無法從談話中獲得紓解，最好就尋求專業醫師或心理師的協助，讓情緒壓力釋放，以免累積出大問題來。

六、適度飲食及運動

當人體處在高度壓力下，身體會分泌一種壓力荷爾蒙，叫做可體松（cortisol）。可體松大量分泌時，人的代謝速率會改變，所以，壓力是導致肥胖的因素之一，長期飲食失衡也會影響情緒、危害身體健康。

建議每次感受到壓力特別大的時候，可以適度補充鈣、鎂、維生素C，有助於神經傳導物質的合成與傳遞，也有穩定情緒和抑制交感神經的作用，讓心情保持平靜。

如果感覺壓力排山倒海而來，更好的做法是暫停一下，英文叫做time out，暫時放下手邊工作，出去走一走、運動流汗，可以快速放鬆心情，釋放身體細胞所累積的情緒與壓力。

運動，強身又強心

養成規律運動的習慣，是最容易紓解精神壓力的方法之一，可以有效預防憂鬱症，是強身又強心的健康好習慣。

很多人在面對壓力時，有時候會大吃大喝、癱坐在沙發椅上看電視、漫無目的地轉遙控器或一直低頭玩手機，這樣不但導致肥胖，眼睛和大腦也會更加疲憊。

運動可以消耗多餘熱量，鍛鍊身體，又有情緒轉移功能，讓積壓在體內的壓力得到釋放。喜歡運動的朋友都知道，流汗過後，全身肌肉得到放鬆，可以大幅改善心情，升起愉悅感受，增強自信心和自我控制感，還可以結交一些同好，擴展人際圈，好處多多。

所以，有空最好多多活動身體，可以選擇自己喜歡的運動，如慢跑、快走、游泳、打球、體操、韻律舞、瑜伽、騎自行車、爬山等，心情會有意想不到的輕鬆，有助於處理壓力，增加抗壓性。一般來說，運動時間以持續二十分鐘到六十分鐘為佳，才可達到有氧效果。

所謂的有氧運動，強度最好達到MHR（最大心跳速率）的60％至90％。最大心跳速率的計算方法是「220－

年齡」。舉例來說，四十五歲的人MHR是 $220-45=$ 175。也就是每分鐘一百七十五下。因此，四十五歲的人在進行有氧運動時，最理想的運動強度，心跳最好是每分鐘一百零五至一百五十八下。

若嫌計算麻煩，簡單的判斷標準就是：講話速度有點喘，但還可以順暢說話的程度。要到達這種心跳程度，運動效果才會顯著。當然，如果有其他身體疾病的顧慮，如高血壓、心臟病等，在運動時，有關運動的強度跟類型，還是跟醫師或相關的專家討論一下比較好。

如果已經有憂鬱傾向，或曾罹患過憂鬱症的朋友，更要努力走到戶外，讓身體動一動，即使體力不佳，光是曬曬太陽、流流汗，對身心都有很大的幫助。

許多研究證實，規律的運動對預防憂鬱有明顯助益。最好選擇「非競爭性」、「反覆及韻律性」以及「愉悅性」的運動型式。英國國家治療指引建議，應該要達到每週三次，每次四十五分鐘到一小時的運動量。臺灣的國民健康局則建議「三三三原則」：每週運動三次，每次運動三十分鐘以上，每次運動後心跳數達一百三十下。運動要持續，並養成習慣，二至三個月以上的規律運動，情緒改善效果才會明顯，時間越久，效果越好。年紀較大或體

力較差的個案則須考慮心肺、關節的負荷，可以跟醫師討
　　論最適合自己的運動方式。

　　關於紓解壓力的詳細方法，建議讀者參閱本系列叢
書中謝明憲醫師所著的《開心紓壓：給壓力一族的心靈妙
方》一書。

日日好眠，心情好

　　相信大家都有過這樣的經驗：如果因為熬夜或失眠，而導致睡眠不足，精神不濟，很容易變得煩躁不寧、脾氣欠佳、火氣很大、注意力渙散。只要好好睡上一覺，隔天就會神清氣爽，情緒穩定，做起事情也會很有效率。

　　良好的睡眠衛生，有助於壓力管理。人體的生理時鐘是一種大自然的節律，最好是晚上睡覺、白天活動，如果經常當夜貓子、日夜顛倒，長久累積下來，身體很容易出狀況。

　　對於睡眠品質，《美國醫學會期刊》（*JAMA*）提出六點建議：

一、規律的入睡以及起床時間

　　建立規律性睡眠時間這個習慣很重要。睡眠不規律，承受的精神壓力其實比正常作息還高。早睡早起，身心靈才會穩定，才不會帶給身體額外的負擔。健康的睡眠並不是一天睡足幾個小時就可以，還須有固定的睡眠時間，讓生理時鐘規律運行。養成固定作息，睡眠品質自然提升。

　　常有人說：「我知道要早睡早起，但晚上就是睡不著啊！怎麼辦？」

最簡單的方法，就是建立有助於睡眠的環境，讓各種感官放鬆，例如，穿舒適的睡衣、睡前點上幫助放鬆的香氛精油、關燈保持黑暗，讓環境的刺激暗示我們該睡覺啦，這樣的連結一旦養成，就變成一種反射性習慣，可以幫助我們迅速入睡。

　　記得在我讀書的那個時代，那時還沒有多媒體設備，每次教授在課堂上播放幻燈片就要關教室的電燈。一關燈瞌睡蟲就來報到，兩個小時的課，容易不知不覺地陷入昏睡，一直睡到下課鐘響才醒過來。黑暗的空間會引發睡意，明亮的光線會幫助清醒，這是很自然的生理現象，可以運用這樣的原理來幫助睡眠。

　　二、臥室的主要功能是睡眠

　　臥房的功能應該單純化，就是睡覺的地方，一進到臥房看到床，就是一種環境的暗示，讓人立刻全身放鬆、想要打哈欠、躺下去睡覺。

　　可是，現代人常喜歡躺在臥房裡看電視、電影、講電話、玩手機、看書，結果在床上窩了好幾個小時，都不是在睡覺，打破了「上床就是要睡覺」的連結，睡意都被稀釋掉了，也不容易建立規律。

　　還有一些年長的朋友會抱怨，每天坐在沙發上就忍不

住打瞌睡，一旦被家人喚醒，走進房間躺在床上，卻再也
睡不著。這就是沒有建立「床舖與睡覺」之間的連結。最
好是等到有睡意時，馬上進房躺床睡覺，就可以減少這樣
的困擾了。

三、睡前三至四小時勿做劇烈運動

運動是一件好事，但請記得睡前三、四個小時不宜劇
烈運動。有一位憂鬱症的病友長期有失眠困擾，卻不想服
用安眠藥，他聽說運動有助於睡眠，以為睡覺前跑一跑馬
拉松，跑到筋疲力竭，回到家一定可以馬上呼呼大睡。但
結果卻正好相反，激烈運動過後，心跳速度和全身血液循
環都會加快，反而干擾睡眠。

睡前最好做緩和輕柔的運動，例如，瑜伽、靜坐、散
步，這些都可以讓身心放鬆，幫助入睡。

四、睡前六小時要避免攝取咖啡因

咖啡因會刺激中樞神經系統亢奮，影響睡眠非常明
顯。如果睡前一小時喝下含咖啡因的飲料，除了不容易入
睡之外，睡眠也會變得很淺、多夢、肌肉緊繃。夜間睡眠
不安寧，導致白天精神不濟、無精打采，就會想要喝更多
的咖啡因和提神飲料，因此變成一種惡性循環，加重失眠
困擾。但我們也碰過睡前喝咖啡不影響睡眠的人，畢竟人

醫師說，建立有助於睡眠的環境，穿舒適的睡衣、點上幫助放鬆的香氛精油、關燈保持黑暗，可以幫助入睡！

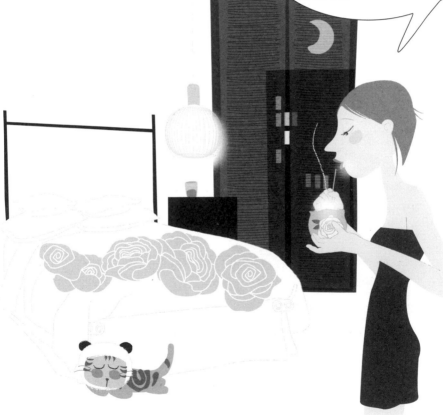

的個體差異還是很大的。

睡前六小時避免攝取咖啡因，這是一般性原則。但體質敏感的人，就算早上喝咖啡，到了夜晚還是可能睡不著。所以，每個人最好針對自己的體質情況來調整。

五、睡前避免吃大餐

上了一整天的班，非常疲累，下班後犒賞自己，大吃大喝一頓，或家人朋友聚在一起，開心聊天吃宵夜，確實可以讓人心情放鬆。只是，晚上時間肚子吃得飽飽的，腸胃消化道一直到睡覺時都還在忙碌運作，連累大腦也無法休息，就會影響睡眠。如果睡前真的挨不住饑餓，少量進食無妨，因為過度饑餓會中斷睡眠。此時，不妨喝一杯溫牛奶或吃幾片低GI（升糖指數）的水果裹腹，有助於睡眠穩定。

六、白天的小睡盡量固定時段，且勿超過一小時

午休時若能閉目養神，或小睡一下，對身心放鬆有很大的效果，下午工作起來會更專注，心情也比較愉快。建議午休時段也要維持固定的規律，若要小睡，約莫二十至三十分鐘即可，不要超過一個小時，以免影響夜間睡眠。

關於睡眠方面的問題，建議可以參閱本系列陳錫中醫師的《夜夜好眠：擁抱睡神，不再失眠》一書。

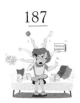

增進正向思考，乃是良藥

《聖經》說：「憂傷的靈使骨枯乾」而「喜樂的心乃是良藥」。凡事正向轉念、保持心情愉快的人，往往容光煥發、充滿活力，也不容易生病。

我們不是上帝，只是凡人，做事待人不可能面面俱到、事事完美，難免會有犯錯或挫折的時候。

你曾經想過如果自己遇到突發壓力時，會如何思考、又如何面對這些誘發壓力的事件？你的想法和決定又造成了哪些結果？

壓力是一種很主觀的感受，同樣做錯事被主管責備，有人認為主管故意挑剔、找他麻煩，因此憤憤難平；有人認為主管是在訓練他、要求嚴格代表專業的態度，因此更加努力學習。

採取負面認知，心理壓力也會隨之升高；正面認知則會激發正向行動，增進自我控制力，壓力也隨之減輕。

臺灣大學醫學系李明濱教授指出，生活在充滿壓力的世界，運用自控力來轉念，是很重要的紓壓技巧。參考李教授的著作，圖十是增進自控力的操作模型，這是一個有效處理情緒變化的快速方法。當壓力來臨，可以從改變

「認知」著手，打破舊有的思考模式，學習運用客觀、理智和證據來判斷生活的大小事，想辦法修正會引發內心壓力和情緒起伏的扭曲想法，創造合理的認知或意念。

　　要增進自控力，進行認知習慣的重塑，最簡單的方法是試著站在客觀的第三者角度，解析自己對某個壓力事件的想法（認知）。你可以問自己三個問題，來檢驗自己的認知和想法：

　　1. 我這樣想，有什麼確實的證據嗎？

　　2. 事情還有沒有其他可能的解釋？

　　3. 事情的結果一定會變得那麼糟嗎？

〔圖十〕壓力的處理，從改變認知著手

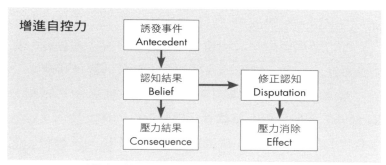

（圖片取材自李明濱教授《醫學的人性面：情緒與疾病》一書）

以前文所提到的完美主義爸爸為例，孩子月考只考了六十分，他就把孩子成績不佳的責任全攬在自己身上，自責沒有盡到督促的責任，而且開始擔心孩子的未來。如果我們有類似這樣的自動思考模式，就要反問自己下列這些問題：

　　「我必須為孩子的成績負起全部責任」，真的是這樣嗎？「成績不好的孩子，未來就一事無成」，真的是這樣嗎？其他家長也這樣想嗎？親戚朋友的孩子功課不好，長大真的一事無成嗎？有沒有其他的思考角度？例如，觀察孩子的資質和興趣、老師的教法、孩子本身的努力、考題的難易度，甚或重新思考「成功」的定義……此外，世界上很多成功人士，在校成績都不好，甚至學歷也不高，但都能闖出自己的一片天空。

　　你可以多讀讀成功人士的故事，就會發現：條條大路通羅馬，如果孩子不愛讀書，還有哪些教育方式或哪一條路，更適合孩子的獨特發展呢？

　　當我們學會轉換不同的認知和思考，就不會只看到悲觀面，或以偏概全、太早妄下結論。透過一次又一次的轉念練習，培養正向思考的習慣，就可降低壓力事件所帶來的衝擊。

　　當然，處在重度憂鬱發作的時候，不太可能做到正
向思考，所以，最好平常就要勤加練習，才會養成習慣。
大家不要小看練習的效果，認知習慣是可以慢慢調整過來
的。每次成功轉念，就要給自己一些讚美和鼓勵──又跨
出正向思考的一步了。你會發現，如此一來，心情特別輕
鬆，彷彿有一道暖陽流入心房。

　　在面臨重大壓力和挫折時，這股暖陽的力量就會發揮
它的作用，幫助我們度過黑暗，迎向陽光。

放鬆訓練，穩定好情緒

　　已經有研究證實，放鬆周邊肌肉系統，有助於降低交感神經系統的敏感程度。習慣放鬆的人，較不會緊張焦慮、抗壓力也比較強，處世容易樂觀快樂、有活力，這是因為當肌肉充分放鬆，身心較能維持在平靜狀態；當壓力來襲，由於身心已經很熟悉放鬆技巧，可以很快地化解壓力的強度，減少它對身心的傷害。

　　下面介紹四種最簡易的放鬆技巧，只要多練習，二至三分鐘內就可以快速進入放鬆狀態。倘若能養成習慣，對健康有很大的幫助。

專注練習

　　將注意力集中在某一點，如身體的某一部分（手指、鼻尖、腳拇指等），或專心在腦海裡想像某一個讓人放鬆的場景（如大海、草原、天空等）。只要安靜地坐著或躺著，專注於這個點，自然地呼吸，心無雜念，身體就會放鬆下來。

腹式呼吸

長期處於壓力、無法放鬆的人，通常呼吸短促、肩頸僵硬，該如何調整呢？最好的方法就是腹式呼吸，也就是調息。嬰兒多半用腹部呼吸，這是最自然且放鬆的呼吸方法，但成年人卻習慣用胸口呼吸，不僅費力，也容易焦慮緊張，卻不自知。

腹式呼吸很簡單，坐著或躺下皆可。吸氣時，把肺部下方的橫膈膜往下移動，慢慢吸氣，讓肚子鼓起來，再慢慢吐氣，讓肚子消下去。專注於一呼一吸的韻律，越慢越好，至少練習十至十五分鐘，此呼吸法有助於伸展肌肉、放鬆腦神經、提高血液含氧量，以及調節自律神經。

練習腹式呼吸時，最好選擇在安靜無干擾的環境，保持空氣流通，避免迎風直吹。每天這樣練習二至三次，專注且緩慢，可以暫時從思考的牢籠中解脫，放鬆情緒，保持清明，提高自我控制力。

當腹式呼吸操作非常熟練時，就可以很自然地融入生活，坐車、走路、開會、午休片刻，隨時都可以做上幾分鐘，遇到壓力事件，只要幾個腹式呼吸，就能立刻幫助放鬆，以平和的心態面對外界挑戰。

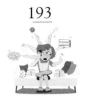

肌肉放鬆法

　　臨床常用的全身肌肉放鬆法，有「傑克遜漸進式肌肉鬆弛法」和「韓瑞克森肌肉放鬆法」兩種。

　　傑克遜漸進式肌肉鬆弛法

　　傑克遜法有三個步驟。在安靜舒適的空間內，穿著寬鬆衣物，坐臥皆可，也可播放柔和音樂，每天挪出十五分鐘來練習。

　　1. 閉上眼睛，慢慢深呼吸，吸氣時，用力繃緊肌肉，
　　　　體驗肌肉緊繃的感覺。
　　2. 瞬間放鬆肌肉，讓緊繃感消失。
　　3. 專心比較緊繃與放鬆的感覺有何差異。

　　緊繃肌肉的訓練，可以先從雙臂的肌肉開始。將雙臂平行伸直，緊握拳頭，逐漸用力，用力到最大程度，停留約十秒之後，再漸進放鬆，最後放下雙臂。連續重複此動作，每天練習十至十五分鐘。

　　練習過程中，請細心體驗肌肉緊繃與放鬆的感覺。練習的過程先從某一處肌肉放鬆開始，再慢慢進展到全身其他部位的肌肉，例如，先從手臂開始，再加上肩膀，然後是頸部、臉頰、胸部、腹部、背部、大腿、小腿、眼睛

等，逐漸擴展至全身肌肉，一起緊繃之後再放鬆。充分練
習後，會越來越熟練，只要做幾次「緊繃—放鬆」的交替
動作之後，全身肌肉就會鬆弛下來。

韓瑞克森肌肉放鬆法

這是一種運用冥想的肌肉放鬆方式。剛開始練習的時
候，通常需要透過旁人話語的引導，逐步放鬆身體各部分
的小肌肉，從頭皮開始放鬆，接著是臉頰、脖子、肩膀、
胸部、背部、腹部、雙腿到腳趾，然後緩慢地呼吸，讓身
體一步一步地越來越放鬆。

想要練習這個方法，網路上可以搜尋到相關的影片，
作為引導。建議安排一個安靜的地方，只需要一張舒適的
座椅或床墊，坐著或躺著，閉上眼睛，先做幾個深呼吸，
身體放輕鬆，然後就可以開始練習。

等到熟悉之後，不須旁人或影片引導，就可以跟隨自
己的意念，逐步掃瞄身體的每一個部位，一個部位接著一
個部位地逐步放鬆。學會這個方法，即使在搭車、上課或
開會，都可以默默進行放鬆練習，對於釋放身體壓力很有
幫助。

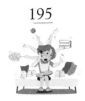

現代人的時間管理很重要

　　現代人普遍忙碌，每個人身上都背負著各種不同的角色和責任，偏偏事情總愛湊在一起發生，讓我們恨不得有三頭六臂。但一天只有二十四小時，為了減低忙碌的壓力，時間管理的技巧就變得極為重要。

什麼是艾森豪時間法則

　　目前，各行各業都經常運用「艾森豪時間法則」（Eisenhower Matrix）來進行時間管理。從名稱就可以知道它跟美國第三十四任總統艾森豪有關。艾森豪總統處事一絲不苟，為了日理萬機，便把大小事情根據其「重要程度」與「緊急程度」，區分成四個象限的類別：輕、重、緩、急，藉此排定優先順序。如圖十一。

　　表格中百分比的數字，代表大多數人做事的習慣：常把時間優先放在「重要程度高、緊急程度高」的急事（45%），例如，趕出貨、搶時效、危機處理、孩子生病等，整天好像救火隊一樣。至於「重要程度高、緊急程度低」的基本事務（5%），就常被忽略，例如，家人團聚、健康計畫、進修等。人難免有一些惰性，明知道這些事情

〔圖十一〕時間管理的艾森豪法則
（百分比數字只是假設的例子）

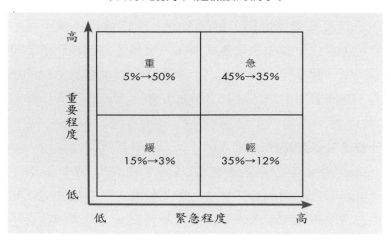

很重要，但只要時間不急迫，就會出現拖拖拉拉的心態。

比較惱人的是，生活裡往往充斥一堆「重要程度低、緊急程度高」的小事，例如，突然有訪客、臨時有交辦事項、忘記買東西、例行會議等，必須花費很多時間處理（假設這些事情佔我們工作時間35％）。此外，也常在不知不覺中，花了不少時間做一堆「不重要也不緊急」的雜事（15％），例如，看電視、看報紙、聊天、玩手機。

換句話說，我們大多數的時間都在處理「緊急」的

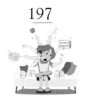

事，而不是「重要」的事。因為緊急的事多半與他人或時間期限有關，由於別人的催促，往往讓事情變得急迫，在救火的同時，也增加許多壓力。

時間管理的目標，就是重新調整時間分配的比例，如右邊的百分比數字，把時間主要拿來處理「重要」的事。所以，「不緊急也不重要」（緩）的雜事，最好減少到3%，「緊急但不重要」（輕）的事，比重降到12%，而「重要程度高、緊急程度低」（重，50%）及「重要程度高、緊急程度高」（急，35%）的事情，則優先處理。

你的專屬時間管理表

可以根據上述的分類，畫一個自己專屬的時間管理表，將生活當中的待辦事項填入四個象限裡，如圖十二，讓日常時間的安排更一目瞭然。

以我自己的生活為例。對一名精神科醫師來說，每天最重要且緊急的事情是什麼？當然是門診、查病房，或處理上級突然交辦的任務。這些都是緊急且重要的事情。

緊急但不重要的事情是什麼呢？我經常必須參加某些會議、招待訪客、接受某些臨時的請託邀約、隨時接聽某些電話等等。這些都是每天會發生的事務，不是重要的大

事，但往往有時效性，必須盡速處理。

至於某些交際應酬、例行公事的文件填寫、上網回信、閒暇嗜好等，就屬於不重要又不緊急的事情了。

最容易忽略或拖延的，是那些很重要卻不緊急的事情。例如，研擬醫療品質改善計畫、撰寫研究計畫或論文、準備醫院評鑑作業，還要撥 時間去上醫療專業再教育課程；當然，還有運動健身、減重、家庭與朋友關係的經營等。這些都是我很重視，經常掛在心上的。 但每天要面

〔圖十二〕自己專屬的時間管理表（以某公司中級主管為例）

	不緊急的事	緊急的事
重要的事	研擬品質改善計畫 公司形象的提升 充實外語能力 準備考證照 增進家人關係	設備故障或生產停擺 員工發生事故 完成出貨或工作的期限 上級突然交辦任務 家人生病
不重要的事	有些交際應酬 有些文件的處理 不重要的電子郵件 某些嗜好的沉迷（如上 網玩臉書、電子遊戲）	必須參與某些會議 不速之客來訪 某些臨時請託和邀約 某些客戶的電話

對這麼多工作，這些我很看重卻不緊急的事，往往就被排到後面去，先處理眼前的急事再說。 如果想要減輕內心壓力，就必須學會時間管理，依照圖十二的四宮格，將所有事情按照重要性和急迫性做出分類。透過表格可以提醒自己，事情有輕重緩急，必須嚴格進行時間的安排和分配，花多一點時間放在最重要且最緊急的事情上，並減少不重要且不緊急的零碎活動。

做好時間管理，並適度進行取捨，可以明顯降低忙亂的壓力，讓生活品質大大提升。

【第七章】

航過憂鬱的險峻冰山

自殺防治是一種人道精神的展現，
珍愛每一個生命，
只要有一絲救助機會，都不要輕易放過。

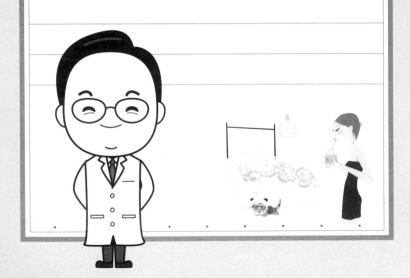

【病友心聲】
我若是能一覺不起，也算是一種解脫吧？

　　憂鬱症的發病和治療，是一趟漫長的旅程。在這段陪伴的歲月中，最讓家屬和親友擔心的事情之一，就是自殺的陰影。

　　尤其，有些病友在痛苦萬分的時候，可能會消沉悲觀，哭泣說出「活著好痛苦」、「好想結束這一切」、「真不想活了」、「什麼時候才可以解脫」這類話語。有些患者還會思考具體的自殺計畫，甚至做出傷害自己的行動，讓身邊的親友深感不安，經常提心吊膽過日子，很擔心傷痛的不幸結局，有一天真的會發生。

　　憂鬱症防治工作的重點目標之一，就是要防範這樣的悲劇發生。希望透過早期發現、早期治療，讓病友減少發病的痛苦，並防止病情惡化到不可收拾的地步。

　　不過，我要特別強調的是，企圖自殺的人不一定都有憂鬱症，憂鬱症患者也不一定會企圖自殺，這兩者不必然劃上等號。所以，自殺防治跟憂鬱症防治，雖然有某些重疊，但也有許多不同之處。本章就針對自殺防治的基本觀念和做法，加以說明。

人為什麼會自殺？

在新聞媒體上，自殺的事件並不少見，每隔一段時間，都有類似的悲劇發生。從光鮮亮麗的藝人、乖巧用功的學生、吵架失戀的情侶、久病厭世的患者，到經濟發生困境的弱勢家庭……每一個自殺行為的背後，都有著不一樣的故事。

每次聽到有人自殺的消息，總讓人感到惋惜。求生的欲望是所有生物的本能，為什麼在身為萬物之靈的人類社會，卻有這麼多人選擇結束自己的生命呢？

自殺一直是全球重視的公共衛生問題。根據世界衛生組織（WHO）最新的報告指出，全球每年約有八十萬人自行結束生命，平均四十秒就有一人自殺。

報告中提到，男性自殺率遠高於女性，就年齡族群而言，七十歲以上的自殺率最高，不過在十五至二十九歲的年輕族群中，自殺竟高居第二大死因。

自殺是所有人都不願見到的悲劇，不只當事者失去寶貴生命，身邊的家屬和親友也要承受震驚、自責和失落的痛苦。一個生命的隕落，帶來的是一整個家庭和身邊社群恆久的悲傷和遺憾。

自殺是多重因素共同造成的悲劇結果

　　「都是因為我責罵他，才害他走上絕路。」「如果我不要逼她念資優班，就不會發生這種事了。」「我不應該跟他吵架。」「如果當初我多關心他一點就好了。」「要不是他的主管一直壓榨他，也不至於變成這樣。」……臨床上見過許多不幸自殺身亡者的家屬，在傷痛之餘，總是相當執著於認定某件事就是讓親友走上絕路的原因，因而自責或憤怒不已。

　　事實上，根據世界各國自殺學的研究指出，自殺行為絕對不是單一因素所造成。從自殺意念的產生、到思索自殺的方法、到自殺行為的出現、再到最終死亡的結果，包含一連串複雜的社會心理過程，絕對不是單一原因可以解釋。

　　這就像英國曼徹斯特大學的瑞仁教授（James T. Reason）在1997年提出的「瑞士乳酪理論」（Swiss Cheese Model，圖十三）。這是一個關於意外事件發生與風險管理關係的模型。圖中的每一片乳酪，都代表一面防護牆，而乳酪上的空洞代表這個防護牆可能發生的失誤點，當失誤發生時，危險的箭頭就可以穿透這片乳酪；但只要下一片乳酪可以擋住箭頭，危機就可以被阻擋或化解掉。若是

很不幸地，每片乳酪上的空洞正好連成一直線，讓危險箭頭一路穿透，意外事故就發生了。

　　以自殺事件為例，每個自殺者身上都帶著一些危險因子，但也有許多保護因子存在。大多數的情況下，即使有自殺意念和自殺企圖，但由於連續保護牆的作用，都可以化解危機。可是，在某些不幸的時刻，所有危險因子的漏洞剛好排成一列，遺憾的事就發生了。

　　當自殺事件出現，最後一片乳酪通常最容易被怪罪，例如， 老師的責罵、父母的管教、網友的批評、夫妻爭吵、工作壓力、考試失利等……身為最後一片乳酪的當事人也往往陷入深重的罪惡感和自責當中。其實，在這個自殺事件之前，已有許多因素和條件連續穿透一重重的防護

〔圖十三〕瑞士乳酪理論

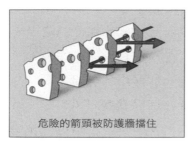

危險的箭頭被防護牆擋住

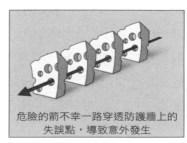

危險的箭不幸一路穿透防護牆上的
失誤點，導致意外發生

牆，最後才導致這個結果，絕對不是單純因為最後一片乳酪的緣故。

冰山下看不見的風暴

換句話說，任何一個自殺事件的發生，都是由多重因素所造成，包括社會經濟因素、精神疾病的影響、心理性格、家庭結構、童年經驗、人際關係問題、生活失落事件、喪親、創傷、情緒困擾、生理體質、藥物或酒精作用、社會疏離、家族史、環境訊息的刺激……等諸多因素錯綜複雜互相交纏，才導致一個人走向自殺之路。

因此，守護自殺者並不容易，因為自殺行為防不勝防，誰也無法預知下一刻會發生什麼事。家屬和親友只能努力防範，卻不一定能夠完全阻止這個悲劇的發生。

我們也可以用冰山來比喻。如果有機會去了解曾經自殺過的朋友，你會發現自殺行為就好像冰山的一角，之所以走向自殺，行為背後埋藏著許許多多的問題，有如海平面之下，隱藏許多不為人知、很難掌握的暗流和力量，有時連自殺者本身都無法理解和控制。

每次有自殺行為發生，通常只能看見冰山之上的危險因子，例如，家人吵架、考試失利、經濟困境等等，這些

表面上的問題和觸發點比較容易被看見，也比較容易被了解，因此，我們常這樣簡單歸因，但卻可能給相關人（例如吵架的對方）帶來無限悔恨和自責。

　　往往，我們看到的只是冰山的一角，卻忽略冰山之下的問題可能更複雜，許多因素造成自殺者的性格、情緒、認知和行為模式，才會出現今日這樣讓人遺憾的事件。這也是為什麼我們一再強調：自殺絕對不是單一因素造成，而是多重因素的結果。

〔圖十四〕影響自殺因素的冰山圖

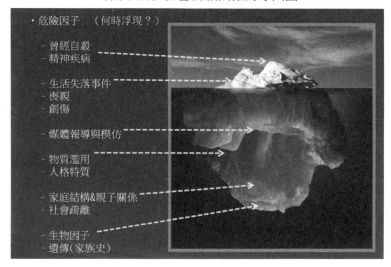

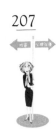

　　為了更進一步了解自殺行為，科學界將可能影響它的危險因子區分為遠端因子（Distal）與近端因子（Proximal）兩類。這些遠端與近端因素的描述是大規模資料呈現的綜合性結果，在每一個體上還是有它的獨特性與差異。而最重要的觀念是：沒有一個單一因子，可以完全地解釋自殺為什麼發生。

遠端因子

　　遠端因子是距離自殺行為較久遠以前的可能影響因素，在個人生命史上早已存在許久，甚至從遺傳基因、天生性格特質就開始埋下敏感脆弱、悲觀傾向、容易自我傷害的種子，而無形中提高了自殺風險。

　　遠端因子是自殺防治工作難以突破的關卡，即使盡力

遠端因子	近端因子
遺傳與體質因素	精神科疾患
性格特質	身體疾患
胎兒及周產期因素	心理社會危機
早年創傷經驗	致命工具的可得性
神經生物學失調	網路或媒體的模仿效應

防範，仍有些危險因子是我們所不知道的，甚至連當事人
都無法判斷它們的影響力有多大。

一般來說，遠端因子包括下面幾個因素：

1. 遺傳與體質因素（Genetic loading）：例如天生比
   較敏感、悲觀或神經質傾向。
2. 性格特質（Personality characteristics）：例如具有
   衝動性、攻擊性較高。
3. 胎兒及周產期因素（Restricted fetal growth and peri-
   natal circumstances）：例如周產期的併發症等。
4. 早年創傷經驗（Early traumatic life events）：例如
   家暴、霸凌、戰亂、喪親或父母離異等。
5. 神經生物學失調（Serotonin and hypothalamic-
   pituitary dysfunction）：血清素分泌或下視丘腦下
   垂體障礙，與情緒困擾和認知障礙有關。

近端因子

近端因子是指跟自殺行為較為直接相關、時間點上比
較接近的影響因素，也是我們比較能夠觀察得到，或比較
能夠努力防範的。常見的近端影響因素，包括：

1. 精神疾患（Psychiatric disorder）：例如憂鬱症、思

覺失調症、藥物酒精濫用或情緒不穩定的人格疾患等精神科疾病，都曾被證明與自殺風險有關。

2. 身體疾患（Physical disorder）：例如因久病而厭世，如肢體傷殘、癌症、慢性腎衰竭等。

3. 心理社會危機（Psychosocial crisis）：例如重要關係破裂、失業、破產、離婚、喪偶、涉訟、人際衝突、孤立等。

4. 致命工具的可得性（Availability of means）：例如因為種種原因容易取得槍枝、劇毒農藥、繩索、木炭、高樓的可近性等。

5. 模仿效應（Exposure to models）：例如網路或媒體大量或不適切地報導藝人或名流的自殺新聞。

「精神疾患」、「身體疾患」、「心理社會危機」這三個因素，大家比較會注意關心。而後兩者「致命工具的可得性」與「模仿效應」有相當的影響力，卻很容易被忽略，需要系統性的公共衛生政策介入。

致命工具取得困難，可以降低自殺衝動

自殺行為會因為周遭環境的影響，以及致命工具是否容易取得，而升高或降低衝動行為。若隨手可以輕易取

得致命工具，就會增加自殺機率，相反地，若工具取得困難，可能就會減少自殺風險。舉例而言，很久以前英國人傾向用家用瓦斯自殺。為降低自殺率，英國政府規定瓦斯公司須降低家用瓦斯的毒性，並添加臭氣。一實施，自殺死亡率果真下降。

斯里蘭卡以出產茶葉等農產品聞名，當地民眾最常使用的自殺工具是農藥，該國政府曾實施農藥容器統一設計機關，需要兩把鎖才可以打開。一心想尋死的人當然還是可以費力打開，可是適度的麻煩與拖延，確實讓自殺死亡率下降。其後農藥減毒及禁用劇毒農藥等措施，也發揮相當的防治效果。國內近年有人提倡劇毒農藥代噴代管的措施，也是很好的做法。

在槍枝氾濫問題嚴重的美國，一年約有三萬人不幸自殺死亡，其中有半數是使用槍枝自殺，但美國政府如果強制管理槍枝，又會造成反彈，於是有人想出一個折衷辦法，就是領到購買槍枝執照刷卡付錢後，必須經過七天才可以拿到手槍，希望藉由這個措施延遲買槍自殺的衝動。

香港最常見的自殺方式是跳樓，而燒炭自殺近十年來與臺灣類似，人數明顯上升，香港的自殺防治中心為此做了一項介入性研究，在某地區的商店裡，販賣的木炭必須

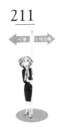

集中擺放且上鎖，購買時必須請店員開鎖，目的在於增加買木炭者與他人接觸的機會。三年後，該區域燒炭自殺死亡率果真下降。

　　近年來臺灣民眾自殺身亡的方法，第一名是上吊，第二名是燒炭，這兩種工具都不難取得，且多半在私領域進行，就限制致命工具的可得性而言，很難有效地運用公共衛生的方法來加以全面防範。這幾年臺灣部分地區也有相關的防治做法，例如商店稍微增加購買木炭的難度、登記制度、專櫃上鎖、包裝上增列關心字句以及求助資源等，目的就在於降低自殺的衝動。

避免模仿效應，媒體應參考「六不」與「六要」原則

　　自殺行為是具有傳染性的，根據臺灣、日本與韓國的研究，偶像明星自殺身亡後，透過媒體的大肆報導和渲染，容易受到暗示的人有可能會模仿偶像行為，造成自殺死亡率短期上升。

　　中央研究院鄭泰安教授分析某知名影星的自殺事件前後，臺灣民眾的自殺死亡率，發現2005年第十六週至二十一週當中，自殺死亡人數呈現暴增現象。這位不幸自殺身亡的影星用上吊的方式結束自己的生命，當時的媒體

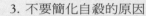

〔圖十五〕世衛組織建議媒體對於自殺報導的
「六不」及「六要」

六不

×

1. 不要刊登出照片或自殺遺書
2. 不要報導自殺方式的細節
3. 不要簡化自殺的原因
4. 不要將自殺光榮化或聳動化
5. 不要使用宗教或文化的刻板印象來解讀
6. 不要過度責備

六要

○

1. 當報導事件時，與醫療衛生專家密切討論
2. 用「自殺身亡」而非「自殺成功」的描述
3. 刊登在內頁而非頭版
4. 突顯不用自殺的其他解決方法
5. 提供與自殺防治有關的求助專線與社區資源
6. 報導危險指標以及可能的警訊徵兆

對他的死亡極盡渲染，報導之後那段時間，臺灣男性上吊自殺身亡的人數也突然增加。

為了避免模仿效應，世界衛生組織曾針對大眾媒體提出「六不」與「六要」原則，希望媒體在報導自殺消息時，能夠謹慎自律，不要造成憾事。

六不：不要刊登自殺者的照片與遺書、不要報導自殺方式的細節、不要簡化自殺原因、不要將自殺光榮化或聳

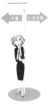

動化、不要使用宗教或文化的刻板印象解讀自殺、不要過度責備。

六要：報導自殺事件時，要與醫療衛生專家密切討論；提到自殺時，要用「自殺身亡」，而非「自殺成功」等詞語；只報導重要資訊，且刊登在報刊的內頁而非頭版；強調不自殺也能解決困境的方法；提供與自殺防治有關的求助專線與社區資源；報導自殺者可能透露的危險指標及警訊徵兆，提醒身邊親友注意防範。

負面新聞會帶來負面效應，那麼，正面新聞是否可以帶來正向結果？英國學者曾經做過研究，正向的媒體報導確實有助於自殺防治，例如，報導克服逆境勇敢重生的

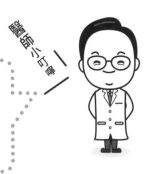

醫療小叮嚀

自殺死亡是多重因素造成的悲劇結果，不是單一因素可以解釋，防範工作也需要各個不同層面的配合，大家協同一致，才可能有成效。

故事，激勵痛苦中的人們以正向積極的態度面對挫折，可以降低自殺念頭。事實證明，一則感動人心的真實故事，甚至比專家們的理性分析和科學數據更具說服力，媒體對於自殺防治的力量和貢獻由此可見一斑。

幫助親友走出幽谷：
人人都是珍愛生命的守門人

　　守護有自殺傾向的人並不容易，因為有太多因素交互摻雜其中，很難滴水不漏地防範。

　　不過，儘管自殺的原因錯綜複雜，但一個人從自殺意念的產生到自殺行動，有時候還是有些軌跡可尋。

　　根據衛生福利部的最新統計，臺灣於2014年的標準化自殺死亡率是每十萬人有11.8人，而根據國外研究，曾經企圖自殺未遂者，日後自殺死亡的風險，是一般人的四十倍；罹患重度憂鬱症的患者，自殺死亡的風險為一般人的二十倍。所以，想要減少悲劇發生，大眾對有過自殺意念和企圖的人，以及憂鬱症發作的患者，要多多關心，多方協助，建構更多支持性的防護牆，以降低風險。

自殺防治是人道主義關懷的展現

　　然而，世界上沒有一種預防措施，可以達到百分之百的效果。雖然企圖自殺未遂是一項重要的危險因子，但在某些自殺死亡的研究中，發現這個因素也只占了可以解釋自殺身亡風險的20%左右。換句話說，有相當比例的自

殺身亡者，過去並沒有企圖自殺的紀錄，因此，他們的死
亡往往讓人錯愕，不知道悲劇為何突然發生。

即使自殺防治工作非常困難，但也不能因此放棄。自
殺防治是一種人道精神的展現，珍愛每一個生命，只要有
一絲救助機會，都不要輕易放過。既然沒有單一的原因可
以防範，那就讓我們每個人都伸出雙手，為想要走上自殺
絕路的人，編織一張安全網，讓他在陷入黑暗時，有機會
感受到溫暖，並看到希望，願意繼續為活著而努力，這是
自殺防治工作最終的目標。

補綴個人與社會的斷裂

法國社會學家涂爾幹對於自殺現象有過很深刻的研
究，他認為，自殺者之中有相當高比例的人是跟社會的連
結產生了斷裂。美國的研究也發現，如果一個人的朋友越
多，憂鬱和絕望的機率便會降低。

根據這個觀點，自殺防治有一項重要的終極努力目
標，就是透過人道關懷的精神，幫助人們重新建立社會網
絡。

我曾經在門診照顧過一位老婆婆，她一生非常辛苦，
年輕時罹患恐慌症，中年時又遭遇憂鬱症、婚姻問題、先

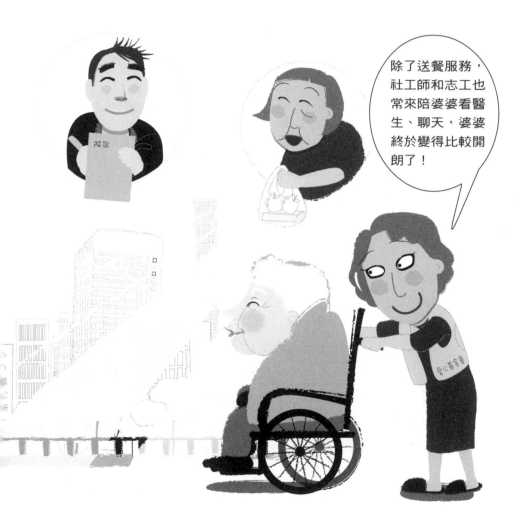

除了送餐服務，社工師和志工也常來陪婆婆看醫生、聊天，婆婆終於變得比較開朗了！

生有藥癮酒癮；好不容易媳婦熬成婆，兒子媳婦卻對她不孝。她對自己的人生非常絕望，因為反覆自殺未遂而被送來醫院。

老婆婆的困境並不是只靠住進醫院找精神科就能解決。除了治療精神疾病之外，還要轉介社工師，了解她的家庭處境與資源；出院後，透過戶籍所在地的區公所幫助她取得社會資源救助；也要洽詢當地社區的公益性組織，除了送餐服務外，是否也能持續對她關懷，甚至陪伴她一同前來門診，並在生活中就近照顧她，讓她在有急難時可以找到支持的力量。在這個多重環節裡，每個人在自己的崗位上，多做一點點事情，就能夠讓老婆婆脆弱的社會網絡稍微補綴起來，讓她重新感受到人性的溫暖，而逐漸展現笑顏。

老婆婆的故事，正是自殺防治最核心的意義，透過一群人所展現的人道關懷，讓脆弱者與社會重新連結，找到活下去的力量和勇氣。而更重要的概念是：這個安全網需要大家一起合作，彼此支援，因為沒有任何一個人，任何一個專業，任何一個部門，足以單獨承載老婆婆巨大而令人絕望的困境。

根據研究，為了編織出守護生命的安全網，最實際有

〔圖十六〕自殺防治守門人的123步驟

自殺防治守門人123步驟─就像CPR

1問 • 主動關懷與積極傾聽
　　　　To Ask

2應 • 適當回應與支持陪伴
　　　　To Persuade（Respond）

3轉介 • 資源轉介與持續關懷
　　　　To Refer

效的方式就是「自殺防治守門人計畫」，包含三個步驟分別是：一問、二應、三轉介。

第一步，關懷地詢問：幫助絕望的人找一條路

　　守門人（Gatekeeper）原本的定義是藉由一道又一道的關卡，對某事或某人進行觀察、防守與監控，也有守衛、保護的意義。自殺防治守門人的定義，簡單地說，也算是「心存善念」、「盡力而為」、「持續關懷」，但又「保持警覺」，懂得辨識自殺行為的徵兆和訊息，當遇到有自殺風險的人，可以做出適當的回應或適時的轉介，在關鍵

時刻成為拉住絕望者的力量，讓他有機會看到希望。

只要願意，人人都可以成為自殺防治守門人。 在日常生活中，我們很可能隨時與自殺高風險者錯身而過，或許也曾短暫交談過一、兩句話；而有些特定職業的人，如神職人員、警察、醫護人員、矯正機構人員、農藥販售商、心理諮詢專線的志工、學校老師等等，則有可能直接與高風險者深談。如果我們對自殺訊息保持警覺， 或許就可以把握住短暫相遇的機會，適時挽回一條性命， 減少一個悲劇。

以之前提到的燒炭自殺防治為例，有些地方為了防範燒炭自殺，除了規定木炭上鎖、集中販售之外，還對店員進行簡易的自殺防治守門人訓練，如果看見中年男子鬱鬱寡歡，獨自前來買酒、買木炭，卻沒有買任何烤肉用具，就要適當地主動關懷，例如，友善地問候，藉機攀談，以溫暖支持的態度提供緊急救助和心理諮詢的衛教資訊，告訴他：「如果你遇到任何困難，這裡有人可以傾聽，提供幫助。」

這麼一個簡單的關心行為，或許就可以影響一個人當下的心念，願意開口求助，避免不幸發生。

還有一個例子發生在我朋友身上。她是一位退休的

護理長，長年住在臺北，是一位都會型的幹練女性。有一次，她回鄉下老家探親，發現老房子周圍雜草叢生，就去農藥行買除草劑，沒想到，農藥行老闆竟不願意賣給她，老闆說：「妳不像農夫，而且現在不是農田除草的季節，不能賣給妳。」這位農藥行的老闆，不知道有沒有受過專業訓練，但以他的生活歷練和智慧，加上自然而然的人道關懷，主動扮演起稱職守門人的角色。

第二步，回應：讓痛苦的人得到關心

守住第一道關卡，不表示從此遠離危險。前文提過，自殺者的問題如冰山，露出海平面被看見的只有一小角，真正冰凍的問題隱藏在他們心裡，需要更多專業的協助，才能繞過死亡冰山。

自殺守門人有很多道防線，就像踢足球的團隊有前鋒、中衛、後衛，負責不同階段的進攻，自殺防治也是如此，進行第一道攔截之後，就要交由第二道防線來接手。賣木炭的店員為自殺企圖者指引一條道路，接著上場的是社區網絡與專業人員。

第二步的回應，不能只靠心理師或社工師的力量，而是透過社區和社會的網絡，織出一大片的支持網絡，鄰

里、學校、醫院、在地的公益服務團體，都可以傳達正向力量，拉人一把。處在憂鬱或絕望狀態的人，彷彿帶上灰色眼鏡看世界，但他還是可以感受到外界的安慰與支持。

　　良好的回應和陪伴需要技巧，包括積極的傾聽、友善、敏感度、同理心、專業的自信以及適度的自我揭露，願意以自己的人生經歷跟對方交流。態度也很重要，首先不要抱著批判的態度面對憂鬱症患者和企圖自殺者，不要認為對方會陷入痛苦都是自找的、自己想太多、鑽牛角尖、太偏激、不知感恩和珍惜等等；其次，要讓對方覺得被接納與肯定，無論是酗酒、失業、暴力、生病、孤苦，背後都是很多因素造成，而非自甘墮落；第三點則是要讓對方看到希望，相信眼前的困難是有解決的可能性。

　　當然，我們也必須承認，再有心的陪伴者，總會有挫折的時候。無助具有感染力，會讓身邊的人染上絕望的氣息，連專業的醫師都難以避免。我曾經在門診時，傾聽一位病友述說他的遭遇：老婆跑了、孩子有罕見疾病還被霸凌、疲於奔命照顧家庭卻被老闆開除、借酒澆愁染上酒癮、沒錢生活只好不停刷卡欠下鉅額卡債、還不出錢被黑道找上門討債……這全部的災難圍繞著同一個人，不斷惡性循環，把他逼上絕路。

　　我常聽著聽著，有時候也就跟著悲觀起來，覺得如果這些事發生在我身上，我肯定也找不到出路。我因為能下班休息而不致陷溺，而且專業訓練讓我知道患者是因長期壓力導致憂鬱症，又因憂鬱症導致他更加覺得困境無解。如果憂鬱症能獲得積極治療，建立比較正向的思考方式，可能對壓力的感受也會不太一樣。

　　面對這麼棘手且糾纏的困境，不能依靠單一的傾聽者，而是要建立一套支持性的網絡。當這名可憐的父親感到絕望時，如果能遇到社區志工拍拍肩膀鼓勵他：「別擔心，你心裡有苦，隨時可以跟我說。」遇到專業團隊也同理他，幫助他治療酒癮、憂鬱問題；銀行理財專員從專業角度，為他規畫出實際的還款計畫，並鼓舞他、激發他的信心……這樣一關一關的友善力量累積下來，他會知道：「原來有這麼多陌生人願意關心我。」每一份問候，都是帶來希望的力量，能夠協助他克服眼前的逆境，而重新站起來。

第三步，轉介：網網相連，大家一同努力

　　憂鬱狀態嚴重者，生活困境難解者，除了生活上的傾聽、陪伴外，還要透過專業治療，資源的灌注，讓生活回

到常軌。再強調一次，沒有任何一個人，任何一個專業，任何一個部門，足以單獨承載具有高自殺風險的朋友巨大而令人絕望的困境，除了守門人持續關懷外，適度地轉介專業服務或支持系統更加重要。

自殺風險高的人也一樣，除了家庭和社區的關心，也需要轉介給專業的治療者，針對誘發自殺行為的遠端和近端因素，進行心理治療或者藥物治療，以避免自殺的再度發生。

「什麼樣的人需要轉介？」對陪伴者來說，有時也不易判斷。為了解決這個困擾，全國自殺防治中心從2006年起，推出「心情溫度計」量表（見第一章的圖二），這是由我的老師李明濱教授研發的簡易篩檢工具，包含五個題目與一個自殺想法的測量，經過臨床實驗的測試，無論是運用於電話訪問、家庭訪問、病人自填，或醫師問診，都有很好的效果。

它的運用非常靈活，不一定要拿出問卷請對方填寫，也可以透過輕鬆的聊天進行。例如，病房裡有位老先生一直失眠，他的主治醫師請我一同會診，我就以量表上的問題跟老先生聊天：「過去一個禮拜是不是睡得不好？」老先生猛點頭。我問：「如果完全沒有失眠是零分，失眠最

厲害是五分，您認為自己這一個禮拜以來失眠的情況，是幾分呢？」老先生自我評估是「三分」。

我繼續問：「這個禮拜覺得緊張不安嗎？」老先生搖搖頭，給了「零分」；「很容易動怒或苦惱嗎？」老先生給了「兩分」；「這個禮拜心情會很低落、憂鬱嗎？」老先生直說：「低落得不得了，至少有四分。」

問完五個題目，老先生總共得了九分，有輕度的情緒困擾，最好找家人或朋友談談心，抒發一下情緒。最後一個附屬題目：「最近曾經浮現過自殺的念頭嗎？」老先生說「兩分」，喔！這就值得注意了，最好考慮轉介到精神科，接受專業的諮詢。

如果是在家裡自行評估，發現自己或家人的自殺意念很高，除了就近尋求幫忙外，也可以利用例如衛福部安心專線0800788995，各縣市生命線1995，各縣市張老師1980等求助專線，這些服務專線，是專門用來幫助有自殺意念的人，也可以提供基本的轉介資訊。

不過，人的情緒隨時在波動，例如，學生在考試前夕、上班族轉換新職位、家庭主婦面對公婆問題時，難免心情都會受到影響。以我自己的狀況來說，每到年底，我就像小孩子面臨開學一樣，要交出很多報告和計畫，每一

項都輕忽不得，如果又碰上惱人的各式醫院評鑑、論文投稿不順，這時候讓我填量表，肯定既失眠又易怒，心情也好不起來，量表分數至少有十幾分。但我自己知道，這只是代表壓力很大，只要把工作分配好，勇於請人幫忙，短暫地跟同事們一同抱怨，熬過痛苦的階段之後，心情又會好起來。

所以，要判斷一個人的情緒狀態是否真的危急，有時的確不容易，但對於自殺風險這樣重要的事情，還是小心為上，如果自己無法判斷，隨時可以尋求專業人士的協助，進行評估和轉介工作。

自殺防治的挑戰

再次強調關於自殺防治的重要觀念：我們不可能做到滴水不漏，百分之百的防範。哪怕是所有人都熱心伸出援手，自殺者仍有可能在我們沒注意時，走向死亡。2010年，美國羅徹斯特大學自殺防治專家，艾瑞克・肯恩（Eric Caine）教授來臺灣演講時，便舉出自殺防治的五大挑戰：

目前仍無法準確地區辨偽陽性

所謂偽陽性，意指自殺的風險評估呈現較高風險，但實際自殺行為發生機率卻相對低的普遍狀況。憂鬱症患者常被視為自殺的高危險族群，然而，有超過一半以上的憂鬱症患者一生都未曾嘗試過自殺。所以，憂鬱症和自殺之間，也不一定要畫上等號。2008年發生的世界性的金融海嘯，世界各國都很擔心這波失業潮會帶來自殺威脅。以臺灣為例，那一年推估的失業人數約六十萬人，那一年臺灣不幸自殺身亡者四千一百二十八人，國外研究指出失業可以解釋約10%的自殺死亡風險，意思是照推算這四千人中大約有四百人是跟失業有關。但反過來說，絕大多數失業

的朋友，也就是有99.9%的失業朋友並沒有選擇自殺。失業的確是自殺的危險因子之一，但如果我們只考慮這單一的因素，在實際情況下就會呈現高度的偽陽性。

　　偽陽性的狀態讓人左右為難。如果在金融海嘯時期，針對六十萬名失業者粗魯地進行自殺防治工作，絕對會變成擾民的事件，甚至有雙重標籤化的問題，失業者可能會大聲抗議：「我不想自殺，只想趕快找到工作！」

仍無法克服偽陰性的問題

　　偽陰性剛好與前者相反，是指外表可以測得的自殺風險極低，卻突然自殺身亡者。當我們回溯許多自殺者的生前紀錄，往往找不到任何因素與自殺相關的訊息，例如，沒有感情困擾、工作也不錯、人緣也很好、經濟也沒問題，但有些人就在沒有任何危險線索的情況下，就驟然發生悲劇，讓身邊所有的人錯愕不已，不知道為何會發生這樣的事。

醫療與社會服務體系無法觸及的角落

　　有時候，就算過濾出高風險者，他們卻可能處在醫療與社會福利無法企及的角落。不只臺灣，日本、韓國、

北京、上海等亞洲國家與城市，也只有不到三成的重度憂鬱症患者願意走出封閉的自我，接受幫助；而在求診病人中，也有三分之一對於單一抗憂鬱藥物的治療反應不佳。不願求助或就醫但對藥物反應不佳的朋友們、社會和經濟上的絕對弱勢者，都可能形成高風險的漏洞，而造成憾事。

自殺實證研究仍須努力以便推廣應用

不同的文化和族群之間，自殺風險因子不盡相同，需要不同的防治方案。可惜目前對於促成自殺風險之各項因素，如年齡、種族、性別、居住地、社會文化及經濟地位等相關知識和資訊，仍缺乏完整的研究資料，仍有進步的空間，需要學術界更進一步的努力。

自殺防治相關體系須加強橫向整合

自殺防治是很困難的工作，不是單靠個人或家庭或親友的力量就可以做到，必須結合整個社會的力量，配合政府的宣導、社福單位的介入、醫療體系的協助，連結各個角落的資源，一起編織出一片安全的網，才可能達到更好的功能。這需要各個自殺防治體系和相關單位垂直與水平

的整合，以達「網網相連、面面俱到」之境界，將「珍愛
生命，希望無限」的信念往下扎根，具體落實人人都是自
殺防治守門人的目標。這需要長期的努力，我們現在就可
以開始從自己做起。

驟然的分離與漫長的告別：
倖存者的心理調適

談到自殺防治，還有一個很需要關切的族群，就是不幸自殺身亡者身邊最親近的親友。

前面提到，自殺防治有其困難之處，人有其獨立的自主意志，當心意堅決時，當前面提到一片片瑞士乳酪破洞不巧串成一線時，悲劇的結局還是有可能發生。

對於不幸自殺身亡者的親友來說，這絕對是一種難以承受的漫長告別。在震驚和悲傷之餘，往往會經歷許多複雜的心理歷程，例如，不斷地自責和想像：「當時我如果能夠⋯⋯ 就好了」、「如果我沒有做⋯⋯，或不要說⋯⋯，或許就 可以避免」這樣的罪惡感和內疚悔恨，宛若揮之不去的惡夢，久而久之往往帶來身心的折磨。有時會轉成憤怒，不斷地對外找尋代罪羔羊，但又會發現，快意恩仇之後，內心的痛苦似乎沒有減輕。

此外，我們的文化中有「死者為大」的觀念，人們總是被期待要能夠做到「祝福死者」，將恩怨情仇一筆勾銷，讓對方靈魂得到安息。但實際的情況卻複雜得多。親友們除了罪惡內疚的痛苦，甚至也會對自殺者充滿憤怒，

例如：「你怎麼忍心放下我們不管？是不是我們不再值得你關心愛護了？」「你為何不肯替我們想想，一點都不在乎我們的感受？」「你就這樣丟下一切，我們活著的人，該怎麼辦？」……

雖然理智上，親友們覺得不應該苛責死者，但在感情和情緒上，卻真實經歷著難以釋懷的憤怒與自責。親友們的情緒經常在這樣的兩極之間擺盪循環，不論是尋找「合理化」的解釋，或想藉由「理智化」來平撫創痛，都是為了讓內心稍稍喘息，但旋即又覺得這種喘息太過輕易。我們無法理解，甚至無法原諒，為何自殺者會做出如此決絕的選擇。這是一種深沉的無奈與悲哀。

這難解的課題，需要時間來療癒，需要專業來幫忙。有些親友也可能出現憂鬱症狀，需要進一步的陪伴與治療。身為醫療人員，面對親友們漫長的傷痛，總會強調：「自殺不是單一因素造成的。」一個人會選擇結束生命，絕對不會只因一件事或一句話就造成，而是有著錯綜複雜的多重深層原因。我們也許會期望能準確地預知未來，也期望可以每天二十四小時緊緊守護在自殺者身旁，然而就如同一項英國的研究指出：即使住在當地安全維護最高規格的精神科急性病房中，仍有病患是在醫護人員二十四小

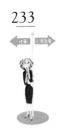

時不間斷,在視線可及的密切觀察下自殺身亡。當不可預期的命運發生,除了被迫學習接受外,我們會逐漸領略生命的各種極限,包括親情的極限、醫療的極限,以及諒解的極限。

希望有一天,我們可以真正地諒解自殺者的決定,也真正地諒解自己。

【結語】

建立「屬於自己」又能「感動他人」的快樂資本

　　撰寫這本書的初衷，原本是想要提供一本衛教手冊，教導病患及家屬認識及處理憂鬱症。完稿後卻覺得，與其說是單向地為大眾提供心身保健的建議，倒不如說是藉由這些資訊的分享，讓醫病之間能夠雙向交流，彼此共同成長。

　　這本書裡的理性部分，來自筆者在醫學院的授課內容、來自令人欣慰的治療經驗，還有來自病友們親口訴說的真實感受。憂鬱症的復原之路，總是有許多陰暗無助的時刻，必須凝視著遠方的微光，醫病之間攜手同心，大家一同朝著光亮處前進。

　　這本書裡的感性動力，主要來自筆者過去二十年間，在醫學中心的急性精神科病房，與治療團隊成員，共同見

證過的歡欣與哀愁。我們見證過許多病友和家屬的毅力與勇氣，即使在最艱難的時刻也從不放棄，終於克服疾病，重拾歡笑；但是，我們也遭逢過悲傷無言的時刻，尤其是有病友不堪心靈的痛楚，太早離我們而去，不論家屬或醫療人員，都不免黯然。

不論如何，希望這本書可以傳達筆者的心意，陪伴陷入幽暗風暴的朋友們，走過憂鬱的旅程。

而在本書的最後，我想回頭再問一次各位讀友這個根本的問題：「你快樂嗎？」

每個人都想要快樂。我們終其一生努力念書、工作、賺錢、談戀愛、結婚、生兒育女、買房子、渴望功成名就，不就是為了追求快樂的生活嗎？

但是，快樂到底是什麼？為了得到快樂，我們真的走對路了嗎？

諾貝爾經濟學獎得主丹尼爾·卡納漢（Daniel Kahneman）博士，曾經於2006年在《科學》（Science）雜誌中，發表了一篇名為「如果你變得更有錢，你會更快樂嗎？」的研究。透過非常好的測量方法，想要調查美國民眾對於家庭收入與幸福感之間的關係。

結果發現，年收入美金二萬元以下的家庭，認為自

己「非常快樂」的有22%；二萬至五萬美金收入的家庭，
很快樂的比例有30%；五萬到九萬美金收入的家庭，約
41%感到很快樂；年收入超過九萬美金以上，快樂比例是
42%，跟前一階相比只上升1%。

這個數據告訴我們一個如常識般卻又很重要的訊息：
工商社會的價值觀，往往將成功、快樂與金錢劃上等號，
總以為錢賺得越多，快樂就越多，所以大多數人都把努力
的目標放在追求金錢和收入之上。等到有一天，收入終於
到達一定程度之後，卻發現幸福感並沒有隨之增加。

不可否認，生活中不能沒有錢，但這個研究也同時告
訴我們：「金錢不等於幸福」。

尤其，在追逐財富的過程中，往往帶來很多的競爭、
緊張和壓力，甚至失去了該有的生活品質，變得焦慮忙
碌、患得患失、心情沉重，根本快樂不起來。

金錢只是一個例子，反映出人們常見的認知謬誤。每
個人都想要快樂，但有時候卻追逐錯誤的目標，以致適得
其反，把快樂推得越來越遠。

那麼，要怎樣才可以得到快樂呢？

在日常生活中，帶來快樂的首選是「主動式的休閒」
（active　leisure），也就是積極地、專注地從事某些活

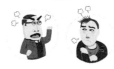

動，例如運動、出遊、玩樂、嗜好等。這些活動雖然費神費力，卻創造出許多樂趣，讓人渾然忘我，又能增加與他人的連結，融入社會網絡，讓人樂在其中。

第二名是「吃東西」。對大多數的人來說，享受美食總是讓人壓力放鬆，心情愉快，當然均衡的飲食還是最重要的。

第三名是「被動的休閒」（passive leisure），就是鬆散的、不必耗費心神的活動，例如躺在沙發上看電視、聽音樂、講電話、跟人聊天談八卦等。

最後則是「生活中不得不做的事情」，如洗碗、洗衣、打掃、盥洗、上班通勤等。這些活動並不是為了快樂，但可以保持生活的整潔舒適和規律。

這個研究告訴我們，快樂感的最大泉源，不全然是金錢財富，而是主動的休閒。不論是打球、跑步、健身、游泳、練瑜伽、賞花、露營、旅行、下棋、唱歌、跳舞、玩樂器、畫畫、攝影、烹飪……都可以釋放身心壓力，讓生活更輕鬆、豐富且快樂。

我舉出這個研究做例子，主要是想傳達一個觀念：預防重於治療。要遠離憂鬱症，最好趁早養成讓自己快樂的好習慣，儲存和累積「快樂資本」，當低潮來臨時，才

可以幫助自己度過灰暗的幽谷，這也是近年流行的「復原力」（resilience）概念的實踐。

人生漫長，總會有困頓難解的時刻，這時候，更要主動創造快樂。當感到灰心喪志時，找出你熱愛的事物，運動、美食、爬山、寫作或看場電影都可以。創造快樂不用花大錢，卻能夠轉移低迷的情緒，讓我們跟世界保持連結，重新讓生命完整，找到活下去的勇氣和力量。

最重要的是，這些小小的快樂，在必要時候，可以拉自己一把，防止情緒不斷往下墜落。

為了保護身心的健康，最好經常反問自己：「你（我）快樂嗎？」如果發現生活壓力太大，遺忘了快樂，不妨主動培養一些休閒嗜好，研究一下壓力管理的方法，提醒自己調整一下容易負面思考的習慣，行有餘力則更進一步，體會助人與利他的快樂，重新燃起生命的熱情和活力。

所以，你快樂嗎？ 從今天起，把快樂放在心上，遠離憂鬱吧！

【附錄一】

臺灣憂鬱防治聯盟

　　【臺灣憂鬱防治聯盟】為全國最具規模及影響力的憂鬱症民間關懷協會，其目標是希望能串連全國各地的憂鬱症防治單位成為更完整的憂鬱症防治支援網絡，為一般民眾和憂鬱症病友提供更及時的諮詢與協助。

臺灣憂鬱症防治協會
地址：臺北市中山區松江路22號9樓之3
電話：（02）2581-7418
傳真：（02）2581-0176
E-mail: taad.taad@msa.hinet.net
網址：http://www.depression.org.tw/

臺灣自殺防治學會
地址：臺北市中正區博愛路80號13樓
電話：（02）2381-7995
傳真：（02）2361-8500
E-mail：tsos@tsos.org.tw
網址：http://www.tsos.org.tw

中華民國生活調適愛心會
地址：臺北市信義區松德路309號1樓
電話：（02）2759-3178
網址：http://www.ilife.org.tw/

臺南市憂鬱症關懷協會
地址：臺南市安平區建平一街190巷13號
電話：（06）2983000
E-mail：changer.blue@msa.hinet.net
網址：http://www.changerblue.org.tw

高雄市忘憂草憂鬱防治協會
地址：高雄市左營區曾子路332號
電話：（07）3592011
傳真：（07）7278121
網址：http://npo1088.npo.nat.gov.tw

社團法人臺灣快樂列車協會
地址：臺中市南屯區五權西路二段666號14樓之4（統健大樓）
電話：（04）2381-2510
傳真：（04）2381-2433
網址：http://www.thts.org.tw/

社團法人臺灣向日葵全人關懷協會
地址：臺北市大同區酒泉街31號6樓
電話：（02）2592-1411
傳真：（02）2599-4932
網址：http://www.sunflowerwithme.org

財團法人中華民國肯愛社會服務協會
地址：臺北市南港區忠孝東路6段484號B1
電話：（02）6617-1885
傳真：（02）2789-3361
網址：http://www.canlove.org.tw

董氏基金會
地址：臺北市松山區復興北路57號12F之3
電話：（02）2776-6133#2
傳真：（02）2752-2455
網址：http://www.jtf.org.tw/

社團法人臺灣失落關懷與諮商協會
地址：臺北市中山區中山北路二段92號
電話：（02）2543-3535轉3680
E-mail：caring.for.loss@gmail.com
網址：http://hearthealing.com.tw/

臺灣心靈家園關懷協會
臺北地址：臺北市文山區秀明路一段126號
電話：（02）8661-6002
高雄地址：高雄市左營區大中二路482號12樓
電話：（07）3471007
E-mail：c3.f4@msa.hinet.net
網址：www.soulhome.org.tw

【附錄二】

延伸閱讀

- 《找回內心的寧靜：憂鬱症的正念認知療法》（第二版），2015，辛德‧西格爾（Zindel V. Segal），馬克‧威廉斯（J. Mark G.），約翰‧蒂斯岱（John D. Teasdale），心靈工坊。
- 《開心紓壓：給壓力一族的心靈妙方》，2014，謝明憲，心靈工坊。
- 《夜夜好眠：擁抱睡神，不再失眠》，2013，陳錫中，心靈工坊。
- 《老年憂鬱症完全手冊》，2007，馬克‧米勒（Mark D. Miller）、查爾斯‧雷諾三世（Charles F. Reyonlds III），心靈工坊。
- 《關係花園》，2005，麥基卓（Jock McKeen）、黃喚詳，心靈工坊。
- 《我的孩子得了憂鬱症：給父母、師長的實用指南》，2005，法藍西斯‧孟迪爾（Francis Mark Mondimore），心靈工坊。
- 《心靈療癒自助手冊》，2014，克里斯多夫‧柯特曼博士（Dr. Christopher Cortman）、哈洛‧辛尼斯基博士（Dr. Harold Shinitzky），天下文化。
- 《讓憂鬱變微笑的20個好習慣：精神科醫師治好自己憂鬱症的快樂練習》，2014，宮島賢也，大樹林。
- 《療鬱：不吃藥的憂鬱解方》，2013，詹姆斯‧葛林布拉特（James M. Greenblatt），博思智庫。
- 《請聽我說：憂鬱症不是一輩子吃藥》，2013，鐘國軒，小樹文化。
- 《病由心生，醫病先醫心》，2013，渡部典子，新自然主義幸福綠光股份

有限公司。
- 《憂鬱症關鍵50問》，2011，劉嘉逸，文經社。
- 《情定杜鵑窩》，2011，奈德・維齊尼（Ned Vizzini），晨星。
- 《懸崖邊的守護者》，2011，凱斯・藍恩（Keith Lane），春光。
- 《戰鬥終了已黃昏》，2011，吳佳璇，夏日出版社。
- 《在愛中修行》，2011，曲嘉仁波切，北市大通方廣印經。
- 《陪他走過：憂鬱青少年與陪伴者的互動故事》，2007，胡維恆、黃國彥等董氏基金會心理健康促進諮詢委員編著，董氏基金會。
- 《壓力人生：情緒管理與健康促進》，2006，李明濱，健康世界。
- 《親密、孤獨與自由》，2006，楊蓓，法鼓文化。
- 《憂鬱症小百科》，2005，凱西・葛林格（Kathy Grint），天下生活出版股份有限公司。
- 《邱吉爾的黑狗：憂鬱症及人類心靈的其他現象》，2005，安東尼・史脫爾（Anthony Storr），立緒。
- 《說是憂鬱，太輕鬆》，2003，蔡香蘋，董氏基金會。
- 《當所愛的人有憂鬱症：照顧他，也照顧好自己》，2003，蘿拉・艾普斯坦・羅森（Laura Epstein Rosen），沙維亞・法蘭西斯可・阿瑪多（Xavier Francisco Amador），張老師文化。
- 《可以溝通，真好》，2002，海瑞亞・勒納（Harriet Lerner），張老師文化。
- 《憂鬱心靈地圖》，2001，派翠西亞・歐文（Patricia L. Owen），張老師文化。
- 《醫學的人性面：情緒與疾病》，1997，李明濱，臺北市金名圖書。
- 〈臺灣自殺防治十年回顧檢討與展望〉，廖士程、李明濱、龍佛衛、張家銘、吳佳儀，《台灣公共衛生雜誌》 2015；34：227-39。

- 〈憂鬱，一場修行〉，子今，《中國民航》2014；11：70-79。

- 〈真的有精神病嗎？一個跨文化、跨領域精神醫療研究取徑的定位與反省〉，蔡友月，《科技醫療與社會》2012；15：11-64。

- 〈和好友吃頓飯，比加薪千萬幸福〉，許玲華，《商業週刊》2010；1193期：131頁。

- 〈憂鬱症高風險危險群自我檢測〉，李明濱、廖士程，《醫療品質雜誌》2009；3：32-36。

- 〈壓力人生怎樣生活：壓力人生，遠離心身症的桎梏〉，李明濱、廖士程，《健康世界》2009；277：28-32。

- 〈自殺者遺族悲傷調適之任務：危機模式初步建構〉，呂欣芹、方俊凱、林綺雲，《中華輔導學報》2007；2：185-221。

- 〈自殺原因與防治策略〉，李明濱、廖士程，《臺灣醫學》2006；10：367-75。

- 〈精神科門診憂鬱症患者就診率之變遷〉，商志雍、廖士程、李明濱，《臺灣醫學》2003；7：502-9。

- Hawton K, van Heeringen K. Suicide. Lancet 2009；373：1372-81.

- Kahneman D, Krueger AB, Schkade D, Schwarz N, Stone AA. Would you be happier if you were richer? A focusing illusion. Science 2006；312：1908-10.

- Kendler KS, Gardner CO, Prescott CA. Toward a comprehensive developmental model for major depression in men. American Journal of Psychiatry 2006；163：115-24.

- Kendler KS, Gardner CO, Prescott CA. Toward a comprehensive developmental model for major depression in women. American Journal of Psychiatry 2002；159：1133-45.

珍愛生命，希望無限：讓我們一起走過憂鬱的低谷

Save Lives and Restoration Hope: Let's go through the
dark village of major depression

作　　者─廖士程（Liao,Shih-Cheng）

總 策 劃─高淑芬
主　　編─王浩威、陳錫中
合作單位─國立臺灣大學醫學院附設醫院精神醫學部
贊助單位─財團法人華人心理治療研究發展基金會

出 版 者─心靈工坊文化事業股份有限公司
發 行 人─王浩威　　　　總 編 輯─王桂花
文稿統籌─莊慧秋　　　　主　　編─黃心宜
文字整理─修淑芬　　　　特約編輯─謝碧卿
美術編輯─黃玉敏　　　　內頁插畫─吳馥伶

通訊地址─106 台北市信義路四段53巷8號2樓
郵政劃撥─19546215　　　戶名─心靈工坊文化事業股份有限公司
電話─02）2702-9186　　　傳真─02）2702-9286
Email─service@psygarden.com.tw
網址─www.psygarden.com.tw

製版‧印刷─中茂分色製版印刷事業股份有限公司
總經銷─大和書報圖書股份有限公司
電話─02）8990-2588　　　傳真─02）2990-1658
通訊地址─242台北縣新莊市五工五路2號（五股工業區）
初版一刷─2015年11月　ISBN─978-986-357-044-8　定價─240元

國家圖書館出版品預行編目（CIP）資料

珍愛生命，希望無限：讓我們一起走過憂鬱的低谷／ 廖士程作.
-- 初版. -- 臺北市： 心靈工坊文化，2015.11
　面；公分（MentalHealth；13）（臺大醫師到我家. 精神健康系列）
　ISBN 978-986-357-044-8（平裝）

　1.憂鬱症

415.985　　　　　　　　　　　　　　　　　　　　104020689

心靈工坊 書香家族 讀友卡

感謝您購買心靈工坊的叢書，為了加強對您的服務，請您詳填本卡，
直接投入郵筒（免貼郵票）或傳真，我們會珍視您的意見，
並提供您最新的活動訊息，共同以書會友，追求身心靈的創意與成長。

書系編號－MH 013　　　書名－珍愛生命，希望無限：讓我們一起走過憂鬱的低谷

姓名　　　　　　　　　　是否已加入書香家族？ □是　□現在加入

電話（O）　　　　　（H）　　　　　手機

E-mail　　　　　　　　　　　生日　　年　　月　　日

地址 □□□

服務機構（就讀學校）　　　　　　職稱（系所）

您的性別─□ 1. 女 □ 2. 男 □ 3. 其他

婚姻狀況 ─□ 1. 未婚□ 2. 已婚□ 3. 離婚□ 4. 不婚□ 5. 同志□ 6. 喪偶
□ 7. 分居

請問您如何得知這本書？
□ 1. 書店 □ 2. 報章雜誌 □ 3. 廣播電視 □ 4. 親友推介 □ 5. 心靈工坊書訊
□ 6. 廣告 DM □ 7. 心靈工坊網站 □ 8. 其他網路媒體 □ 9. 其他

您購買本書的方式？
□ 1. 書店 □ 2. 劃撥郵購 □ 3. 團體訂購 □ 4. 網路訂購 □ 5. 其他

您對本書的意見？

封面設計　　　　　□ 1. 須再改進 □ 2. 尚可 □ 3. 滿意 □ 4. 非常滿意
版面編排　　　　　□ 1. 須再改進 □ 2. 尚可 □ 3. 滿意 □ 4. 非常滿意
內容　　　　　　　□ 1. 須再改進 □ 2. 尚可 □ 3. 滿意 □ 4. 非常滿意
文筆／翻譯　　　　□ 1. 須再改進 □ 2. 尚可 □ 3. 滿意 □ 4. 非常滿意
價格　　　　　　　□ 1. 須再改進 □ 2. 尚可 □ 3. 滿意 □ 4. 非常滿意

您對我們有何建議？

廣 告 回 信
台北郵局登記證
台 北 廣 字
第 1 1 4 3 號
免 貼 郵 票

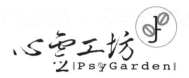

心靈工坊
｜PsyGarden｜

10684 台北市信義路四段 53 巷 8 號 2 樓
讀者服務組　收

免　貼　郵　票

（對折線）

加入心靈工坊書香家族會員
共享知識的盛宴，成長的喜悅

請寄回這張回函卡（免貼郵票），
您就成為心靈工坊的書香家族會員，您將可以——

隨時收到新書出版和活動訊息
••••••••••••••••••••••••••
獲得各項回饋和優惠方案
••••••••••••••••••••••••••